我想過得比去年好一點

每個月改變一件小事，讓自己更健康、更快樂的生活提案

The Self-Care Solution

A Year of Becoming Happier, Healthier, and Fitter One Month at a Time

珍妮佛‧艾希頓 Jennifer Ashton
莎拉‧托蘭德 Sarah Toland 　著

蔡心語 ｜ 譯

高寶書版集團

目　錄

序

　　一開始，我並沒有計畫要花整年時間照顧自己。事實上，如果你去年年初問我，是否需要花一整年好好照顧自己並調整生活，我說不定會說「我沒有那種閒工夫」。老實說，我百分之百絕對會說「沒空」。一直以來，對於提升自我這件事，我自認不敢有絲毫懈怠，儘管如此，上一年仍是我人生中最難熬的一段時光。單單應付生活就已經讓我疲於奔命，更別提還要進行自我提升或者更重要的自我照顧，從各方面來看，兩者在我的待辦清單上都敬陪末座。

　　不過，或許正因無暇照顧自我，我才會如此迫切需要它。今年之前，我的情緒一團亂，不大可能抽空提升自我。去年我忙著處理前夫自殺的後續事項，令我痛苦不堪，在歷盡艱辛而情感脆弱的幾個月裡，一想到要把時間花在自己身上，不免覺得挺自私的。孩子們正需要我、家人也需要我，花時間照顧自己不但不妥，也不切實際。當下我不曾細想，**日子難過時其實更需要照顧自己**。

　　也許這成了我一頭栽進整個計畫的原因之一，甚至一開始我

連整個計畫的目標都沒有設定，只考慮針對一件事進行一個月。

　　新年長假即將開始，我忽然心血來潮，決定自本月起不喝酒——並不是因為我認為自己飲酒過量，而是喜歡挑戰自我，看看改變一個習慣對改善生活有多大的幫助。整整一個月滴酒不沾的成果令人嘖嘖稱奇。首先，我在這 30 天內對自己的了解比多年來還要多。第二，一段時間不喝酒大幅改變我的身體、心靈、情緒與對酒的看法。更重要的是，它帶來自我探索和心情愉快的兩大益處，我不想因為挑戰結束就失去它們。

　　新年的成功激勵了我，一方面是身為醫師及全美最受歡迎節目的醫療記者，另一方面也是天生個性使然，本人珍妮佛·艾希頓是 A 型性格，有衝勁而且目標導向。我最愛為自己設定目標並努力達標，基於醫療專業背景，我喜歡運用科學和數據，確保自己能一擊中的。

　　我和許多人一樣，新年總會訂定新希望，而且往往不只一個。當然，我還有一點也和許多人一樣，雖然明知怎麼做對自己有好處，但要堅持下去相當不容易，標準的知易行難。但若是花一個月進行某件事呢？聽起來並不難，這個長度很適合進行實驗。總而言之，這似乎是一次大好機會，可以藉此了解不同方式的自我照顧對生活會產生何種正面影響。

　　「不喝酒月」後來演變成一項計畫，或者應該這麼說，我正

在努力制定計畫。我決定展開實驗，每個月實施一項提升健康的挑戰，連續 30 天做伏地挺身和棒式，接下來 30 天冥想，接下來 30 天進行有氧運動，每個月換一個主題，直到完成一整年的改善身心計畫。透過這項實驗，我可以確實了解各月挑戰對我有何影響，也會更清楚該如何挑選下個月的新挑戰。

如今回顧那一年，這項個人挑戰對我造成始料未及的影響。涵蓋層面從情緒到飲食再到睡眠，到了年底，身體已達到許久不曾有過的健康強壯。此外，這一路走來，我對自己的了解著實令自己驚嘆。

儘管我身兼醫師及營養學家雙重身分，卻很難抽空評估生活習慣對自己造成的影響。其實任何人都一樣，不管平日你多麼關心身心健康，除非我們願意花時間確實並仔細檢視所有習慣，但幾乎所有人都辦不到。在我展開整年計畫前，隨便找個路人來問，我在對方心目中的健康形象很可能近乎完美，當時的我看起來苗條又健康，當然現在也一樣，而且我現在不抽菸、沒有藥癮或酒癮。去年的我也幾乎天天運動，多數時候吃天然營養的食品，沒有任何心理疾病，每夜至少睡 7 小時（我認為）。此外，我還有成功的事業、活躍的社交生活，跟家人的關係相當親密。

如果你想知道，每個月的小變化為什麼可以帶來決定性改變，答案其實很簡單。每天吃了什麼、吃了多少、少吃了什麼，

喝了什麼、喝了多少、少喝了什麼，休息太多或太少，如何運動或根本沒動等等，對整體健康朝正面還是負面發展有決定性影響。這是因為飲食、睡眠和運動對我們的生存至關重大。這些習慣個別來看可能只有少許影響，但我們每天的行為和生活模式在週復一週、月復一月、年復一年的循環下，其威力不但積沙成塔，甚至呈倍數成長。也就是說，當你缺乏某種重要的健康習慣，或者只是不夠完善，它將隨著時間逐漸惡化，最後嚴重妨礙你的健康和快樂，而你往往渾然不覺。

舉例說明，只有一天的飲水量不足不可能直接導致你進醫院（雖然我早年確實曾三度因缺水進醫院，但我不知道是因為水喝得太少）。然而，當一個人長達數週及數月飲水量不足，可能就會造成慢性缺水，因而引發大量身心問題，包括體重增加、疲勞與口臭。

為了實現目標，去年我努力培養重要健康習慣。本書的每月健康挑戰涵蓋大量對整體健康和快樂至關重大的客觀研究，這些挑戰並不是我個人專屬，而是經過徹底研究的行為（健康習慣大家多多少少都有，但往往做得不夠），眾所皆知，它們對全人類的健康都有深刻影響。不分年齡、性別、體型、健康或財務狀況、職業或生活方式，這些習慣每個人都應該培養也都做得到。

歷經整年挑戰並培養不可或缺的習慣後，我可以告訴你，現

在的我處於有生以來最健康、最快樂的階段。但我並沒有進行天翻地覆的改變、沒有採取瘋狂飲食方式、也沒有把自己餓上三個月，或是在昂貴的健康中心拚命運動。簡單來說，我只是擬定專屬的自我照顧方案，現在我希望將它們分享給每位讀者。

以前提到自我照顧時，我想到的幾乎都和美容美髮有關，也就是讓自己維持青春美貌的事情，好比剪髮、做臉、吹頭髮、修指甲和水療。當然，我也上健身房，前不久也將冥想納入自我照顧方案，但我只是將它們當作保持健康的活動，而不是提升身心健康的必要事項。此外，我其實有點把它們視為工作的一部分，畢竟我是全美第一大新聞網的健康活招牌和代言人，有必要注重形象。

不過，當我結束一整年每月健康挑戰，終於明白自我照顧絕非注重外表、維持基本身心健康那般膚淺。當我審視自己每天如何照料身心以及如何運用閒暇時間，赫然領悟照顧自己其實涵蓋多個層面，包括行為、思考、做決定、對待他人、對世界的看法以及最重要的一點——對自己的看法。如今，對我來說，**自我照顧意味著按部就班照料內在及外在自我**，對於自身的行為和情緒，即使不能花更多心力和時間，至少也要和照顧頭髮、臉部及皮膚所花的心力和時間一樣。

如果你這樣想：嘿，我連注意行為和情緒的閒工夫都沒有，

更別提還要改造身心狀態。其實我去年也有相同想法。如果有人要求我改變十二項日常習慣，我光是想像就會裹足不前。但現在，我已明白自我照顧的重點不在於有沒有時間，而是能不能調整運用時間的方式。從最忙碌的企業執行長到身兼數職的電視界名人，再到在家工作者，每個人都有能力抽空照顧自我。根據我的經驗，每天只花幾分鐘照顧自己，無形中就能創造更多時間，因為你處在壓力小、更專注、更有活力及自信的情況下，做事自然更有效率。身為母親，花時間照顧自己反而為我爭取很多時間，因為孩子們也開始仿效，學習照顧自己。事實上，自我照顧可能是時間管理最關鍵的要素。如果你沒有每天執行，很可能會浪費一大堆時間，連帶影響到你的健康和快樂。

當然，這些領悟並非一夕出現，因為我沒有同時改變十二種行為。這正是本書美妙之處，每個月進行一項挑戰，每個月有個全新開始，讓你擁有嶄新的機會，拿下健康與快樂的主控權。

假如你幹勁十足，或許會迫不及待一口氣嘗試十二種挑戰。但身為醫生和努力不懈的自我提升者，我在此要鄭重提醒，你不該同時嘗試這麼多挑戰。站在醫療的專業角度來看，我知道大幅改變飲食、突然中斷重要行為以及徹底翻轉生活模式等等，對99% 的人來說沒有用。我在臨床上見過太多這樣的例子，當病人嘗試在飲食、健康、睡眠模式或日常習慣中進行某個（或者同時

進行多個）重大改變，幾乎都會徹底失敗。有些病人可能會在大幅改變中看見短暫成效，但要不了幾天或幾週，最長不會超過幾個月，這些成效通常會消失不見。

以一個月為單位改變健康的某個層面，這個方式才會讓你獲取最大效益。利用一段簡短期間提升一小部分身心健康，幾乎可以確保你持續進行下去。如果你曾經嘗試時下流行的瘋狂飲食法，相信你早已明白這一點。舉例來說，若想要同時少碰麩質、乳製品、肉類、咖啡和酒，通常意味著你會在某個晚上忽然大吃大喝，不但吃下一個特大號又鋪滿肉餡的披薩，還喝了幾杯白酒，點心則是一盒咖啡冰淇淋。但這麼說好了，如果你打算先減少攝取乳製品，並給自己一段時間，找出能令你滿意的起司、牛奶和冰淇淋替代品，這樣比較可能會成功。同樣的，**日常習慣一點一滴的小改變，比起翻天覆地的徹底改變更有可能持續下去**。根據我的經驗，任何改變以一個月為期是最理想的，之後你會適應改變，持續在數個月間獲益。

我堅持一次改變行為的一個層面，除了上述原因，還有更科學的理由。身為醫療專家，我知道好的實驗只能有一個變數（或可稱為 X 因子），這樣你才能查明這個變數如何影響你的身心或情緒。另一方面，如果你在實驗中同時囊括多個變數，或者一次改變太多東西，你不會知道哪個變數造成哪個結果（或是缺少了

什麼）。

　　回到剛才提及的時下流行飲食法，如果你嘗試同時少碰麩質、乳製品、肉類、酒和咖啡，接下來你發現皮膚變好、體重少2～3公斤，而且突然更有活力，但你不會知道是少吃了哪樣東西帶來的效果。也許是你對乳糖過敏，但不受麩質影響。也許酒才是體重減不下來的元兇，而吃太多肉則導致你的皮膚變差。一次進行一個小改變能讓你看清每個改變對健康的影響，還能讓你精準掌握持續下去的最佳方式，以便你能活得更健康快樂。

　　在此特別澄清：出版本書並推廣一整年挑戰，並不是要幫助你皮膚變好、減輕幾公斤或是更有活力。不過，如果你能確實執行書中建議的挑戰，很可能同時達到這三種成效。我真正的目的是針對你在健康方面的日常行為傳授祕訣，並教育身為讀者的你如何更有效照顧自己。

　　此外，你不需要完全按照我的題目、順序或做法來達到挑戰，每個人都是獨一無二的個體，基因、生命與生活方式各異，實踐方式、喜好與生理、心理和情緒需求也都不同。對我有用的方式對你來說不一定有用。我想要提供的是實用工具，讓你針對個人需求設計專屬挑戰，並學會自我照顧，好讓你達到最極致的健康快樂。

　　我鼓勵你敞開心胸，探索每個挑戰，哪怕你認為沒這個必要

（有幾個挑戰我誤以為自己能輕鬆過關，比如說 9 月的減糖挑戰，結果大出我意料之外），不過，其實你也不必非得完成每個月的挑戰。你可以挑選最吸引你的方式去做，盡管採取其他形態的自我照顧實驗。舉例說明，偏愛素食或純素食讀者或許想稍微改變 5 月的少肉多蔬果挑戰，不妨改為嘗試更多樣化的蔬果種類，或者減少食用加工素食品。

當你完成一個月分的挑戰，準備展開下一階段，也可以選擇要讓哪些習慣持續下去。完成幾次挑戰後，因為你已養成習慣，日後當你需要其中一個時，你可以立刻展開相應的行為模式。換句話說，本書會教你有效獲取健康和快樂，讓你更得心應手。

有一點很重要：本書不會為了成功實踐自我照顧，強烈要求或期望你一定要做到某事或達到某種成效。正如進行科學研究，在實驗開始前，你不會事先預料結果。至少就我來說，本書提及的挑戰我也沒有全部達標，但透過每個月的實驗，我重新認識自己寶貴的一面，最重要的是，我領悟了照顧自我的真諦。

在你開始一整年計畫前，若要我提供一點建議，那就是對自己保持好奇心。在這十二個月裡，我不斷提醒自己，我正在為自己進行實驗。除了渴望嘗試新事物，我也不怕一一檢視自己的行為，釐清何者令我快樂，何者又令我不快樂。我竭力避免預設立場，或者忽視某些感覺或自己不喜歡的結果。畢竟我不打算在醫

學期刊上發表成果，也沒有必要和朋友或家人分享。這是我的一年——探索自我並學習真正照顧寶貴內在的一年。

同樣的，這也是你的一年，你是本書最重要的環節，你的行為、眼界、感覺和信念相當重要。不要怕用顯微鏡觀察自己——這沒什麼，用不著恐懼，再說你每個月只觀察一小部分，不但沒有損失，還有可觀的收穫。

我由衷相信，不管你是誰，每個人都能過更健康、快樂的生活。畢竟你只有一個自我，它宛如每天成長並改變、精細而複雜的花園。面對這座內在花園，你可以做出選擇，看是要放任它枯萎凋零再拚命找出一線生機，或是學會自創生機，好讓花園變得色彩繽紛、美侖美奐，更加閃亮耀眼。

1

一月 挑戰

不喝酒

我的版本

我已不記得何時決定開始不喝酒一個月，或許是在 2017 年的 12 月初。當時全家剛過完感恩節，我和大多數人一樣，正在安排下個月的工作、休假和聚餐等行程——對我和大多數美國人來說，這些事都離不開酒。

此外，我也照例在私人診所看診，但那段期間我和病人更常聊到飲酒，過程一般都是這樣：

我：你通常一週喝多少酒？

病人：唔，嗯，我平日喜歡喝個一、兩次葡萄酒，每次喝個一、兩杯。然後，也許禮拜五和禮拜六也有喝……我不清楚，也許一個禮拜喝到七杯？

我：你都在家還是去外面喝酒？

病人：應該都有吧。

我：好，一份葡萄酒是 150 毫升，一份蒸餾酒是 45 毫升，不過你每次的飲酒量應該比這還多，尤其是在餐廳用餐或去酒吧喝酒時。來，我示範給你看……（這時我會拿出一張圖，上面畫著與葡萄酒杯和雞尾酒杯一樣大的杯子，讓病人了解小小的 150 毫升與 45 毫升究竟是多少。）

我：所以，這是你每次喝的量？

病人：呃……可能比這個再多一點。

我（用手比出喝的量）：也許你喝葡萄酒時倒了這麼多？也許你喝雞尾酒時又倒了這麼多？

病人：是啊，或許吧。

我：那也無妨，不過，這表示你每週的飲酒量大約十二或十四份，不是七份。

病人：真的嗎？

我：真的。每週飲酒十二到十四份會提高你罹患乳癌、體重增加、肥胖、抑鬱、糖尿病的風險……

沒錯，這差不多就是我每天在診間遇到的情況，過程我早已滾瓜爛熟，從巧妙地拿出與酒杯一樣大的圖，再到用手比出飲酒

量，再到「我懂你」的樣子點頭附和。

但這樣的對話持續多年後（我的表現也一直很好），直到去年 12 月才赫然明白，我這麼做有點矯情。我其實很清楚這些病人到底在幹什麼，因為我自己也一樣。我口口聲聲要她們改變飲酒習慣，自己卻什麼也沒做。當她們開始擔心罹病（好比乳癌）風險增加，我也同樣擔心自己總有一天會生病。

接下來說明不喝酒挑戰是怎麼開始的。從各方面來看，我並不貪杯，只不過因應社交需要，週間會喝一、兩次酒。週末除非還有社交活動，否則我不會喝酒。我不喜歡喝醉，在哥倫比亞大學就讀期間，我每週有 3 天在酒吧擔任酒保，但我從沒喝過店裡賣的酒。我看到客人喝醉後往往口齒不清、行為惹人厭，而且大喊大叫，讓我非常排斥喝酒。此外，我虛榮心強，對體態要求嚴格，一想到喝酒會攝取過多熱量，我就覺得實在沒必要。

大學畢業後步入婚姻，進入醫學院就讀，也生了兩個孩子，醫學院畢業後連續 4 年擔任婦產科住院醫師，我根本沒有閒工夫喝酒。但這個情況大約 5 年前開始改變，當時小孩已進入有能力照顧自己的青少年階段，我偶爾想喝杯雞尾酒時，終於找得到空檔。夏天來臨，有很多機會和朋友們郊遊野餐或在池畔烤肉，在心曠神怡的夏夜裡，一杯葡萄酒似乎是讓人放鬆的良伴。我有些廚藝一流的朋友，我們開始上這些人家裡吃飯，他們往往會拿出

好酒款待賓客。近幾年我也把品酒當成一種嗜好，除了研究葡萄，也會品嚐不同品種和年份的葡萄酒。

如今我依然熱愛葡萄酒，但我最愛喝的是 Casamigos Blanco 龍舌蘭，裝在岩石做成的酒杯裡，杯緣插一片柑橘。好友茉兒·安德森幾年前推薦我喝這款酒，她說這是完美的「舊石器時代飲料」。這種酒不含糖漿、果汁或蒸餾酒，基本上就是龍舌蘭酒加上一片柑橘，所以糖分和熱量比較低。

2018 年元旦之前，我每週會在一、兩次聚餐或特殊場合中飲用龍舌蘭酒或葡萄酒，週末的兩個晚上也會飲酒。我和來看診的病人一樣，始終認為自己每週喝的量不到或是恰好七份——這是女性每週建議飲酒量的上限。但是 2017 年 12 月，我一再和病人談到飲酒這回事，有一天終於赫然發現，我自己很可能也犯了相同錯誤。我每週或許只有喝七份酒，但正如我對病人說的，餐廳或酒吧的一杯酒通常比 45 毫升龍舌蘭酒或 150 毫升葡萄酒多很多。

我被自己的虛偽狠狠打了一巴掌，如果我自己「逍遙法外」，如何勸阻病人減少飲酒？到了 12 月，我明白自己非改變不可，新年則是最佳時機。我不相信「新年新希望」之類的論調，科學證實它一點用也沒有。但我相信人可以挑戰自我，改變某些細微的行動或習慣。雖然新年新希望不管用，但其他科學研究已證實，明確、可行而較易控制的改變能幫助你持續下去，直到它成為每

天的習慣。

　　我下定決心要在 1 月開始不喝酒。除夕當天，我吃了一頓慶祝午餐佐玫瑰紅葡萄酒，晚餐佐龍舌蘭酒，壓根沒把接下來的一個月放在心上。我必須和舊習慣劃清界線，而這最後兩次喝酒就是我對酒的告別。

| 醫生的提醒 |

戰勝酗酒及酒精依賴症候群

　　「不喝酒月」是專為本身具有正常健康飲酒習慣的人所設計的挑戰，透過 30 天滴酒不沾帶來益處。但若你有嚴重酒癮問題，或者過度依賴酒精，這個挑戰並不適合你，你該做的是和醫生談談，或者尋求專業協助。以下是酒癮的可能徵兆：經常宿醉、總覺得需要喝一杯、一開始喝酒就停不下來、酒後往往做出差勁或危險決定以及因喝酒危急人際關係、工作或其他個人層面。如果你認為自己有酒癮，不要隱藏或覺得不好意思，這種事很常見，尋求專業指導能幫助你扭轉人生。

第一週

分享祕訣：想喝酒的最佳解決之道

2018 年元旦，全家一同前往波士頓觀賞我女兒克蘿伊的冰上曲棍球錦標賽。女兒是運動好手，在比賽中成了得分最高的前鋒。這次假期和從前不一樣，沒有大吃大喝，我們沒去豪華餐廳吃晚餐，也沒有參加紐約的派對。但第一天早上醒來時，我仍然浮現一個念頭：好，開始了，這是第一天。

我的身體並不渴望飲酒，但心理正好相反。這都是因為某種現象的緣故，醫生通常稱為「剝奪效應」。當醫生告訴病人什麼不能吃、不能喝或者不能做，病人滿心只想吃不能吃的、喝不能喝的、做不能做的。就算沒有真的打破禁忌，至少也會對它們念念不忘。所以，在不喝酒月第一天，雖然我的身體不渴望飲酒，也沒有社交場合需要飲酒，但我忍不住一直想著：接下來整個月一杯酒也沒得喝了。我不斷想著：不會吧，真的要持續一整個月？

但第一天過後，這種生理上的執念就消失了，因為元旦隔天偶然出現契機。身為《早安美國》（*Good Morning America*）首席醫藥記者，我奉命隔天做好一份專題報導，探討女性每週飲酒超過建議量時，可能會導致哪些併發症。這則報導於 1 月 2 日實況播出，談到女人為何不該每週喝酒超過七份，我分析了種種原因，接著我對《早安美國》主播羅賓·羅伯茲（Robin Roberts）

宣佈：我自己正在進行一個月滴酒不沾的挑戰。

　　新聞播出後，在觀眾間引發熱烈討論，大出我和製作人的意料之外。每天早上都有 500 多萬人收看或收聽《早安美國》，我不敢相信有很多人都對這個挑戰躍躍欲試。不久，我的社群媒體及《早安美國》官網便湧入數百則留言，內容不外乎是：「**我也要跟妳一起挑戰！**」還有「**很棒的主意，我也加入！**」

　　這股熱潮打動了製作群，他們要我在臉書上直播挑戰過程。影片推出後，24 小時內點閱數高達 30 多萬。即便《早安美國》是全美收視率最高的節目之一，這種程度的迴響也很難得。顯然不喝酒一個月的點子引起美國人的共鳴。在我看來，大家並非只想單純參加不喝酒一個月的活動，而是盼望能和別人一起努力，找到認同感和參與感。

　　幾天後，我和喬安娜・科爾斯（Joanna Coles）會面，她曾任職《柯夢波丹》（*Cosmopolitan*）總編，現在則是赫茲集團（Hearst）內容總監。就連她都看過那則新聞報導。喬安娜是英國人，據她表示，在家鄉選擇元月不喝酒是很常見的觀念。我簡直不敢相信，全國人每年 1 月都滴酒不沾？現在已有數千人將它視為年度重大儀式，我感到背後彷彿有一整個團隊在支撐，當中甚至有許多人已經締造了不喝酒佳績。

　　拜每天行程所賜，1 月的第一個禮拜要忘記酒精並不難。我

每天 5 點起床去上《早安美國》，接著在紐澤西的私人診所看診，最早也要傍晚 6 點才能下班。我通常要到晚上才有時間運動，所以我一下班就會上健身房。等我回到家已經累倒，沒有閒情逸致再跑出去喝酒。

但是克蘿伊在第一週的週末又要參加曲棍球比賽，只不過這次是在本地舉行，父母們通常會開車到場，並把事先準備好的餐點和飲料擺在車尾蓋上。到時勢必會有大量溫熱的香料蘋果酒、葡萄酒、特大號三明治及各種點心，供這群 40 多歲的成人享用。換句話說，這是一場真正的「車尾趴」。我的問題是：我對加了香料的熱蘋果酒向來情有獨鍾，到時就得面臨不喝酒以來的第一個誘惑。

比賽當天，我來到車尾派對，當場宣佈我正在進行整個月的不喝酒挑戰。雖然我覺得這樣有點傻，也有點難為情，但我認為一開始就說清楚，總比之後　再婉拒別人送的酒還要好，我也不必端出各種藉口或者反覆說明挑戰細節。此外，我也希望大家明白，不管熟人還是生人，都能為我把關——這一招果然奏效，沒有人請我喝酒，也沒有人慫恿我喝一杯。

比賽結束後，哥哥一家人和我們一起去最愛的義大利餐廳吃午飯。我每次在這裡用餐都會點一杯葡萄酒，它和美食搭配起來就是這麼完美。但我這次不想再被美酒誘惑，於是比照車尾派對

的做法。大家就坐後，我立刻宣佈自己正在進行一個月不喝酒挑戰。我哥很愛開玩笑，立刻回應他正在進行一個月酗酒計劃，努力嘗試喝得比平常還要多，讓話題變得輕鬆一點。不過他和同桌其他人都點了酒，我依然不為所動。

就在享用這頓午餐之際，我得到有趣的領悟。我光顧這家餐廳無數次，但決定不碰酒後，我發現自己更用心點餐。少了令人分心的酒，我可以專注地挑選有益健康的食物，也不用怕酒精害我自制力降低，當然就不需要擔心我是不是嘴饞多吃了一片大蒜麵包。而且，既然我不再縱情於飲酒之樂，我發現自己更專注享受面前的美食。餐畢，我認為自己這頓飯的食量比以往還要少，因為我變得更容易滿足了。

第二週
不想為了健康，那就為了皮膚不喝酒

1月8日，早上起床後，有個意外發現讓我相當愉快，皮膚看起來完全不一樣了。我一直有輕微的酒糟鼻，臉上也有些小紅疹，但那天早上照鏡子時，我的臉看起來沒那麼紅，膚質也更有彈性，更加豐潤，這都是因為水分增加的緣故。我甚至覺得眼周和嘴角細紋也稍稍減少了。

我每天在實況播出的電視新聞台工作，因此非常關注皮膚健

康。上電視總是要頂著大濃妝，讓人覺得似乎只有磨砂機才能把它清除乾淨，我會設法在下節目立刻卸妝，當然每晚上床前也一定會卸妝。因此在早上起床時我的臉會呈現最純淨的狀態，我喜歡觀察此時的膚況，而短短一週內有了這麼顯著的變化，實在大出我意料之外。

我以專業醫生的角度判斷，最近唯一改變的習慣就是不喝酒。我知道酒會讓人脫水，也曾聽皮膚科醫生談起，酒對皮膚有害，但我從不相信滴酒不沾會有這麼驚人的成效。正值隆冬時節，室外乾冷空氣和室內暖氣往往讓我的膚況淪落到全年最差的狀態，因此能有這樣的改變更令我震撼。

那天早上我進入《早安美國》化妝間，問化妝師麗莎，我的膚質變好只是自己的幻覺，還是她也注意到了。當我聽見她說，我的皮膚確實看起來更年輕健康，也更潤澤，我高興得頭都昏了，彷彿有人在我的咖啡裡加入烈酒。不喝酒居然在意想不到的層面有了成效。

挑戰進入第二週，我原以為不喝酒會引發社交或心理上的障礙，事實上並未如此。我沒有被剝奪的感覺，也不會盯著月曆計算還有多少天才能喝杯龍舌蘭酒或葡萄酒。我將此歸功於有很多人一起不喝酒，這條路上我一點也不孤單，不但有一半的英國人共襄盛舉，還有社群媒體上的數百位粉絲以及《早安美國》觀眾。

這種感覺就像是和幾千人一起參加馬拉松，我若跑了 19 公里便退出，一定會害他們失望。我不想退出，以一個月進行挑戰是很有趣的事，有人在背後支持讓這條路走起來倍覺輕鬆，加上好處迅速接踵而至，在在使得這場挑戰非常值得。

第三週
令人驚喜的不喝酒方式讓你更加樂在其中

1 月 17 日，整個月已經過了一半，我與朋友聚餐。我們坐在酒吧裡，她點了一杯義大利 prosecco 葡萄酒，我則點了最近在社交場合的新選擇──氣泡水（用葡萄酒杯裝），看起來很像精緻的酒精飲料，但沒有酒精。自從開始不喝酒，我已光顧酒吧多次，因此坐在酒吧裡喝著無酒精飲料，對我來說不算新鮮事，但酒保誤把朋友點的 prosecco 擺在我面前時，我下意識端了起來準備喝。

謝天謝地，我早就通知每個朋友我不喝酒，一起吃飯的這位朋友也知道，當她看見我端起她的 prosecco，立刻尖叫出聲。我會端起酒杯只是出於下意識反應，那是一種肌肉記憶，瞬間我完全忘記自己正在進行不喝酒挑戰。我連忙向她道謝，把杯子遞給她，心裡一絲羨慕也沒有。我高高興興地喝著氣泡水，專注和朋友聊天。少了酒的干擾，我發現和別人聚會變得更輕鬆自在，也就是說，與朋友和家人相聚時，沒有酒會讓人更愉快。我再也不

會分心去想到底要不要喝第二杯，要喝的話該點什麼酒。除了不會因為喝酒而分神，我們也不會喝茫了後開始語無倫次。

到了週末，我的膚況變得更好，紅疹和缺水都比上週改善，膚質看起來也更光滑。我不再需要處理疹子或問題皮膚，事實上，我覺得自己容光煥發，可以改掉化大濃妝的習慣。還有更棒的事，我的胃不像以前那麼凸，超大小腹也消了不少。

目睹這些改變後，我開始思考一個問題：如果不喝酒讓我的膚況變好、肚子變平，我還能更專心享受美食，更愉快地與親友聚會，那麼我當初為什麼要喝酒？我與親友聚餐、參加派對或是上別人家裡吃飯時，是否都會下意識喝一杯？還是我真的愛喝葡萄酒和龍舌蘭酒？由於我每次只喝一、兩杯，酒對我的身體影響甚微。既然如此，這種社交習慣究竟帶給我何種樂趣，使得我竟樂此不疲？我開始思考這個問題，並決定往後要對喝酒更加小心，不要每逢社交場合就下意識地喝起酒來。

第四週
不喝酒永遠改變我對酒的看法

有了上述認知後，最後一週變得異常輕鬆，事實上輕鬆得讓我決定接下來整年都要減少飲酒量。我下定決心，將來若恢復飲酒，每次都要在牆上的月曆做記錄，每週「結算」飲酒量，就像

每週結算戶頭餘額一樣。我會將每次的飲酒量記為兩份，每週總量絕對不超過七份。

滴酒不沾的日子持續三週後，我在第四週發現另一個改變：整個人變得更有精力。我本來就精力充沛，因此這樣的轉變令人嘖嘖稱奇。此外，我之所以認為自己更好看，可能是因為不喝酒後，我對事物的看法更積極正面，另外也是因為臉部保水度增加，而且睡眠品質改善許多，對於膚質和腰圍都有正面影響。

除了生理上的改變，心理也出現了變化，我相當以自己為榮。不喝酒月開始前，我不確定能不能達成看起來挺困難的小改變，我想看看這次的自我挑戰能否成功，現在我發現自己不僅輕鬆達標，而且樂在其中，完全出乎我的意料之外，因此我對自己的表現相當自豪。

一些專家建議以 30 天為期來改變習慣，我開始挑戰不喝酒 30 天後，對酒的看法和渴望也不復以往。等到挑戰結束，接下來我想改變喝酒方式，我訂了一個很簡單的計畫，幫助我維持一週不超過七份飲酒量的目標，也就是我會記錄當週喝下的每種雞尾酒，並將每一個啤酒杯或葡萄酒杯都記為兩份的量。

1 月的最後一天，我並沒有滿心期待明天可以喝到久違的 Casamigos Blanco 龍舌蘭酒或黑皮諾葡萄酒，反而覺得不喝酒讓我精力充沛、身心健康，於是我決定將不喝酒期限延長到 2 月第

一週，在那之後，我就會前往加勒比海度假，到時再撤銷不喝酒令，在溫暖放鬆的海島重新享受飲酒，這個辦法相當不錯。但說實話，我現在根本想不起來度假時喝到久違的第一杯酒是什麼心情，即使我已經滴酒不沾 5 週，對我來說恢復飲酒不是什麼值得紀念的時刻，也沒有讓人樂翻天。這層體認讓我更加確信先前的想法是對的：我喝酒不過是出於一種社交習慣，而不是因為我太愛喝所以非喝不可。

我想延長不喝酒 1 週還有另一個理由，它與不喝酒本身無關。我其實是對於「挑戰自己、讓自己變得更健康」這回事念念不忘，才會想要延續這個構想並延長挑戰時間。整個月下來，我對身心的看法發生始料未及的改變，心理上也收穫滿滿，情緒獲得滿足，而且其樂無窮。我喜歡從科學實驗的角度看待這個月：我該怎麼做？我對自己會有何種了解？我對他人又有何種了解？

更重要的是，我之所以樂在其中，多虧了觀眾、粉絲和朋友們留下的數百則推特、臉書和 IG 回文。這次挑戰激勵了民眾，他們興高采烈地共襄盛舉，說不定還會讓人誤以為我整個月都在發放免費糖果，而不是提供不喝酒機會。他們的熱烈迴響無形中提升我的成就感，這麼棒的支持團隊是我一手打造而成，我可不想輕易失去他們。因此，何不在 2 月用另一個挑戰留住整個團隊……甚至是一整年？

不喝酒的科學根據

誠如本書各月的挑戰，我選擇不喝酒是因為科學研究顯示，這個生活上的小改變對你的生理、情緒和心理三方面大有益處。一整個月不喝酒對個人健康影響多大，要看你的飲酒量。舉例說明，如果你一、兩個星期才喝一杯，那麼不喝酒一個月對你的健康沒有劇烈影響。但若你的飲酒量跟大多數美國人一樣，那麼 30 天滴酒不沾將帶來重大而持續的效應。你或許早就知道不喝酒對健康有哪些好處，但以下是更令人訝異的結果，讓你明白 30 天不喝酒如何扭轉健康。

▌ 你的飲酒量絕對比自認的還要多

絕大多數人喝的酒比他們認為的還要多。根據《成癮》（*Addiction*）期刊最新研究，低危險群——女性每週飲酒量低於十份、男性低於十五份，與高於這數據的人相較之下——其實有高達 76% 的人低估了自己每週的飲酒量，他們往往喝了四份酒，卻只算上一份。

當中原因相當複雜。首先，一般人不會記得自己喝了多少酒，因為通常都是在熱絡的社交場合中喝的，而且大多數人不會專程記錄自己的每週飲酒量。心理學家指出，一般人也很難誠實面對

自己的實際飲酒量，這就跟我們寧可忘記自己到底吃了多少垃圾食物或糖果一樣。心裡默記只不過是提醒自己攝取了有害健康的飲食，但我們其實下意識不想去面對。

另一方面，大量研究指出，我們之所以喝的量比預料的多，那是因為酒倒得多，不管是自己還是酒保或服務人員倒的都一樣。以下分析原因：在美國，標準的一份酒是指含有 14 克純酒精的任何酒類，這相當於 355 毫升啤酒、150 毫升葡萄酒，或是 44 毫升蒸餾酒（包括伏特加、琴酒、蘭姆酒、威士忌和龍舌蘭酒）。

多項研究顯示，酒吧和餐廳供應的酒精飲料，還有我們自己在家調製的酒精飲料，通常一杯都超過 14 克酒精或者超過上述啤酒、葡萄酒及蒸餾酒一份的量。舉例說明，《酒精中毒：臨床與實驗研究》（*Alcoholism: Clinical and Experimental Research*）於 2008 年公佈一項調查，指出有 43% 的餐廳供應的每杯酒超過標準的 150 毫升，有 42% 的調酒超過標準分量，生啤酒則有 22% 超標。

自己在家倒葡萄酒、啤酒或雞尾酒時，超標的可能性更大。在萬物追求超大分量的現代，美國人往往低估了飲食的實際分量，此外，玻璃杯也可能是罪魁禍首。根據劍橋大學（University of Cambridge）2017 年的研究，300 年來葡萄酒杯加大了七倍，

亦即現今大多數杯子都能盛裝 445 毫升的酒。即便自己在家飲酒時只倒半杯，那也多達 220 毫升，相當於一點五份葡萄酒。

想不想知道自己在家是否都倒了超大杯酒？不妨以量杯或一份大小的酒杯量出 150 毫升葡萄酒、355 毫升啤酒，或者 45 毫升蒸餾酒，再個別倒進你平常用的杯裡。你可能會訝異，那樣的量和你平常喝的量比起來，簡直少得離譜。

▌ 一天只要喝一份酒就會增加罹患乳癌的風險

美國婦女終其一生有八分之一被診斷出罹患乳癌，比例相當高，也難怪我的許多病人提起這個病就心驚膽戰，生怕自己有一天會得乳癌。

關於乳癌成因，患者在我的診間最常問的是，長期服用避孕藥會不會增加風險，需不需要因為這個隱憂而停止服用避孕藥。我告訴女病患，目前科學對於避孕藥和乳癌之間的關連尚無定論，有些研究顯示，服用避孕藥會稍微增加罹患乳癌的風險，但並沒有增加乳癌患者的致死率。另一方面，也有一些研究顯示，女性服用避孕藥可大幅降低罹患卵巢癌和子宮頸癌的機率。

乳癌和避孕藥的關係至今仍不明朗，但已有研究證實，哪怕每天只喝一份酒都會增加罹患乳癌的風險。只不過，至今我沒有遇過任何一位病患表明，願意為了降低罹患乳癌風險而不喝酒。

這件事讓我明白一個道理：放棄受歡迎而廣為流行的社交習慣很難，但放棄避孕藥並改採其他避孕方式，在心理及生活層面來說比較容易辦到。

回歸正題：酒到底是如何提高罹患乳癌的機率？首先，科學家相信酒會增加女性體內雌激素和其他荷爾蒙的濃度，從而導致乳癌。酒同時飽含空熱量，你可能早就知道，空熱量短時間內就會轉為多餘的體重，過重對於所有癌症都是一大危險因子。此外，酒也會降低身體對葉酸的吸收量，甚至會破壞去氧核醣核酸（DNA），而兩者都會提高乳癌的發生率。

基於上述種種原因，大多數醫生建議，婦女若有乳癌家族病史，或因其他生活方式而處於罹患乳癌的高風險中，應該滴酒不沾或大幅減少飲酒量，也就是每週不超過兩份。美國癌症協會（American Cancer Society）指出，女性若想擺脫高風險，每週喝酒不能超過一份。

▌不要輕易相信「喝酒對心臟有益」的論調

與喝酒有關的慢性病不只乳癌，美國癌症協會指出，已有科學研究證實，酒也會提高罹患肺癌、結腸癌、直腸癌、口腔癌、咽喉癌及食道癌的機率。研究員表示，你喝得愈多，罹患癌症的風險愈高。

有些人可能會想：酒不是對心臟有益嗎？沒錯，研究證實，適量飲酒可降低血栓風險，並可提高俗稱「好膽固醇」的高密度膽固醇，進而對心臟健康產生積極正面的影響，但所謂的「適量」是指女性一天不超過一份、男性不超過兩份飲酒量。

　　一旦超出每週適量飲酒範圍，心臟就會受到傷害，因為血壓會上升，人也會變胖，兩者都將提升罹患心臟病、心力衰竭及中風的風險。劍橋大學 2017 年的研究指出，每週飲酒量超過五份時，將提高中風、致命動脈瘤、心力衰竭及死亡的危險性。

▌酒嚴重破壞睡眠品質

　　就睡眠長度和品質來看，飲酒的影響如同喝下一杯濃咖啡。為什麼？這麼說吧，如果你這輩子只喝過一杯酒，你會覺得酒令你感到平靜與放鬆，所以許多人都要靠喝杯葡萄酒或威士忌幫助入睡。酒還有另一種功效，它會加速身體製造誘發睡意的化學物質，但這只是暫時的，無法一直持續。一旦這種化學物質停止製造，原有的「存貨」也消耗殆盡，你的生理節奏（又稱生理時鐘）將受到大幅震盪，反而會令你更加清醒。

　　這還沒完。快速動眼期睡眠是身體最需要的睡眠狀態，最能幫助人體恢復健康，但科學研究證實，酒也會妨礙人的快速動眼期睡眠。你在這個階段的睡眠愈少，隔天早上醒來愈有可能頭昏

眼花、虛弱乏力。最後再提一點，喝酒可能導致呼吸問題更為惡化，比如打鼾、睡眠呼吸中止症等等，它還會害你頻頻起床上廁所，數度打斷睡眠，進而干擾你的作息。

▌ 酒會讓你在不知不覺間體重增加

我有大量病患不知道或不願承認，酒才是害他們無法順利減重的元兇，至於吃下肚的麵包、義大利麵或者其他碳水化合物則未必如此。儘管對於他們的無知或逃避心態，我早該司空見慣，但還是會感到訝異。要知道，當你喝酒時，身體會將其中的單一碳水化合物迅速轉換為糖，因為酒不含脂肪、蛋白質或纖維，無法放慢轉換速度。因此，你喝下的每杯酒精飲料都等於直接吃下糖包裡的砂糖。如果你喜歡喝雞尾酒，裡面還添加汽水、果汁或純糖漿等糖飲，那麼你喝下的熱量就會更高。

150 毫升葡萄酒大約有 120 卡，根據研究顯示，你喝下的每杯葡萄酒可能遠遠超出這個量。也就是說，你若每天喝一杯葡萄酒，每週就會多攝取 850 卡，整個月下來高達 3,500 卡，相當於增加 453 克脂肪。當你一天喝一杯以上的酒，或是在雞尾酒裡添加更多糖飲，你的熱量攝取就會穩定成長。

酒精還會讓你的自制力降低，當你決定點一份健康的炙燒鮭魚時，酒會害你的決心動搖，最後你還是選擇了熱量高的墨西哥

玉米脆片。人往往喝酒時不太注意自己到底吃下多少東西，我很清楚這一點，如果我在墨西哥餐廳點了一杯瑪格利特酒，我的腦袋幾乎都會直接聯想到要點一份洋芋片來搭配。喝酒時要搭配哪一種食品，兩者之間存在著心理和社交連結，只要你持續喝酒，想要打破這層連結並不容易。

▍ 酒會導致膚質變差

你不需要透過科學數據精確得知喝酒如何導致身體缺水，只要以「酒精會傷害皮膚」來提醒自己就夠了。一開始，酒精會妨礙肝臟運作，使得肝臟為細胞解毒的功能降低，皮膚細胞當然也包含在內。這也是為什麼肝病患者往往有皮膚方面的問題，比如黃疸、毛孔粗大、乾荒肌、皮疹和皮膚鬆垂等等。

酒精也會引起全身發炎反應，導致皮膚細胞和血管擴張，這正是人一喝酒就滿臉通紅的原因之一。長時間攝取一定分量的酒精，血管過度擴張，臉上的毛細管破裂，將造成皮膚永遠紅通通。過量攝取酒精也會妨礙身體吸收維他命 A，而維他命 A 的功能是幫助製造膠原蛋白，保持皮膚豐潤及彈性。

▍ 喝酒把你的情緒搞得一團糟

和朋友共飲雞尾酒暫時讓你忘掉生活煩憂，但事實恰恰相

反，酒精有抑制作用，不管你喝多喝少，它都會增加抑鬱、焦慮和其他情緒障礙的風險。你是否曾經徹夜縱酒狂歡，回家倒頭睡一覺，醒來後頓覺人生乏味？這很有可能是酒精過量的後遺症，酒量大的人有很高機率出現自殘、自殺和精神錯亂等情況。

▌喝酒還會搾乾你的存款

這個損害雖然缺乏科學佐證，但我仍要強調，省錢是一個月不喝酒的主要好處。如果你習慣上酒吧或餐廳喝個兩杯，不喝酒將省下可觀花費，因為這些地方賣的酒通常要價不斐。

我不喝酒即將滿一個月時概算了一下，這 30 天我至少省下 300 美元，這筆錢夠我買一雙漂亮新鞋（或是幾雙人拍賣的鞋子）。這個數字再乘上 12，也就是說，只要我滴酒不沾，每年就能省下 3,600 美元。不妨把這筆錢用在歐洲旅遊、新車頭期款，或是重新裝潢廚房。

你可以這樣做

從健康角度來看，一個月不喝酒不需要考慮太多，很容易處理。不喝酒對我來說還算輕鬆簡單，但可不是人人如此，尤其是那些工作或社交場合上非飲酒不可的人，或者依賴酒精放鬆和減

壓的人，想要不喝酒可以說難上加難。以下是十種有效方法，幫助你輕鬆度過不喝酒挑戰的整個月，也讓你更能堅持下去。

一、把你正在進行一個月不喝酒的計畫昭告天下。這是我能整個月順利成功的首要祕訣，不管是親朋好友或萍水相逢的陌生人，不管是面對一個人或整個派對，一律宣稱本人正在挑戰不喝酒，這樣一來幾乎萬無一失。首先，當你公佈自己滴酒不沾，再也沒有人會問你要不要喝一杯，或是遞給你一杯香檳或雞尾酒。此外，這麼做也可以減輕同儕壓力，你並沒有發生什麼問題，也不是假正經或故意煞風景，你只是打算本月不碰酒。

昭告天下也會讓你認真面對這項挑戰，要是你明明在派對上、晚餐桌上或甚至對某個友人宣佈自己要戒酒一個月，卻忽然點了一杯雞尾酒或葡萄酒，別人只會覺得你很蠢又反覆無常。

別人都還沒有問起，你就主動宣佈私事或表達決心，這可能會讓你有些難為情，但用不著不好意思。我發現聽我談起要不喝酒一個月的人當中，有 99% 不但給予正面回應，甚至表明他們相當欣賞我的決心，也希望自己共襄盛舉。而且，不要忘了，現在是一月，很多人會在這時許下新年新希望，所以現場有新目標的人很可能不只你一個，有的人想減重，有的人想上健身房，也有的人想吃得更健康。

二、運用社群媒體打造支持團隊。社群媒體對我不喝酒成功的助力不容小覷，數百則評論和推特回文讓我覺得自己擁有一整個支持者聯盟，他們提供的強力支持鞏固了我滴酒不沾的決心，不僅我個人受益，我的整個團隊也受益良多。話又說回來，你不需要大量的評論、推特回文或分享，哪怕只有一個好友樂於以貼文或評論來鼓勵你，都能在你想放棄時為你重新找到動力。還有一點，幾乎所有人都會在臉書、推特和 IG 上敲鑼打鼓慶祝自己的成功，好比參加比賽、煮了超棒的一餐，還是找到新工作。你也可以將自己一個月的不喝酒挑戰搬上檯面，如此一來，這件事在親友圈裡將成為一樁美談，人人都會欽佩你的決心。

三、發起與酒無關的活動。有個道理我非常清楚：享受快樂時光沒有必要和酒劃上等號，不管是誰都一樣，記不記得小時候到外面玩耍、和朋友一起玩、運動及參加派對有多麼快樂？現在你還是可以從事這些活動，並且滴酒不沾地享受這一切。

我現在喜歡從事一些與酒無關的社交活動，包括和朋友一起上從未接觸的運動課程、去不曾造訪過的咖啡廳，或到博物館或藝廊參觀新展覽。我也喜歡和朋友們一起長途散步；發起「女生之夜」，大家一同看有趣的電影或 Netflix 的節目；一起上烹飪課；還有購物。與親友同樂且滴酒不沾的方式有上百萬種，只要你別

再把焦點擺在酒吧和餐廳。

四、上酒吧和餐廳時，點一杯無酒精飲料，以雞尾酒或葡萄酒杯盛裝。這個祕訣是《早安美國》觀眾在推特上提到的，他說他上酒吧或餐廳時，要是點了以葡萄酒杯裝的氣泡水，他就比較不會想喝酒。外觀上仍是一杯成人版飲料，只是杯裡沒有酒精。如果你平常喜歡喝雞尾酒，不妨改以大啤酒杯甚至馬丁尼杯盛裝氣泡水，看起來仍像雞尾酒。如果你不希望引起別人的好奇心，不想被問到你為何不喝酒，這會是個很好的障眼法。還有一點，許多酒吧都已推出各種仿雞尾酒，味道和外觀都和真的一樣，但不含酒精。只不過你還是得小心熱量，這些東西往往都是以雞尾酒裡的甜味添加物調製而成。不妨儘可能挑選含有氣泡水、康普茶、新鮮水果、茶或蔬菜汁等成分的無酒精飲料。

五、把上健身房列入找樂子的清單中。我不會一直想要約朋友下班後上酒吧，那是因為我都上健身房運動。每每抵達健身房時，看見現場有很多熟人（全是一起運動的朋友），感覺就像是置身某種社交場合，至少比待在家會遇到的人還多。此外，練個 1 小時重訓，或是在「動感飛輪」（SoulCycle）課堂隨著高分貝音樂踩踏單車，舒壓效果遠遠超過暢飲任何年份的龍舌蘭酒。運

動過後，我最不想要的就是外出，因為多虧了運動，大腦湧入大量血清素，不需要藉由酒精放鬆自己。再說，我這麼辛苦地鍛鍊，不想讓毒害身體的飲料破壞好不容易打造的成果。

　　六、以其他方式來舒壓。 如果你習慣下班後靠酒精放鬆，當你進行不喝酒挑戰時，務必要找到替代方案。告訴你一個好消息：只要尋找的方向和方式對了，想要放鬆其實不難。舉例來說，研究顯示，單純到戶外走走，看看綠樹、公園或湖光水色，就能有立即且顯著的平靜功效。前文已說明運動是舒壓的好方法，但還有一些活動也能促進血液循環，比如跳舞或做愛，功效不亞於運動。此外，冥想、深呼吸及瑜珈都是減輕焦慮及振奮心情的知名方式，研究也顯示，欣賞古典音樂、和好友聊天，或者從事編織或繪畫之類的重複性動作也能達到舒壓效果。

　　當我感到「壓力山大」時，宣洩的方法是網購。其實我沒花一毛錢，只不過純欣賞，我發現只要看著那些提包、鞋子和外套，幻想自己運用它們自在穿搭，心情就能放鬆。此外，我也是知名的追劇狂，結束忙碌的一天後，我喜歡連看數集《勁爆女子監獄》（*Orange Is the New Black*）或《金融戰爭》（*Billions*）。

七、對自己許下承諾，要以不喝酒省下的錢從事旅行或添購新鞋。當你很想把氣泡水換成希哈葡萄酒時，不妨這樣想：只要忍下來，你就能省下 10 美元（在紐約一杯希哈葡萄酒可能高達 20 美元）。如果這樣有用，不妨算一下，整個月滴酒不沾可以省下多少錢，並對自己許下承諾，只要能不喝酒四個星期，到時一定會用這筆錢好好犒賞自己。下次你又聽見希哈葡萄酒熱情的召喚時，不妨想像一下 4 週後的那份大禮。

八、好用的老方法：劃掉月曆上的日期。近來智慧型手機出現許多應用程式，讓你在數位行事曆上劃掉日期，記錄實現目標或邁向某個期限的進程，這個方法確實管用。不管是在智慧型手機的應用程式上，或者在傳統的大型紙本月曆上，只要能看見自己逐步邁向成功，就會引發強烈的激勵作用，等於給了自己一個大大的獎勵。我準備開始不喝酒時，買了一個大月曆掛在廚房牆上醒目之處，只要當天沒有喝酒，我就拿筆劃掉月曆上的日期。親手用螢光筆劃上線條，除了單純享受那種爽快感，也能清楚看到我已經不喝酒多少天。正式展開不喝酒挑戰後，不過短短幾天，我已經離不開月曆上鮮紅色的線條，並開始期待最後那個夜晚，我可以痛快標記自己的成功。

九、**勇敢說「不」沒什麼不對。**你上酒吧或參加派對時不能不喝酒？我的建議是：那就待在家裡。勇敢說「不」沒什麼不對，只需要想一想，不喝酒除了對你的健康、睡眠品質、腰部線條都有好處，還有數十種其他益處。反正 2 月 1 日你就會收到更多邀約，這 30 天少了幾個小時的快樂，或者少參加幾次派對，不會因此就被親友列為拒絕往來戶。要是你最後真的妥協，上酒吧或派對去喝了一杯，我敢打包票，你的罪惡感絕對會比拒絕邀約還要重。

十、**不喝酒就像騎馬，要是你不小心摔下來，最佳因應之道就是立刻跳回馬背上。**要是你「手滑了一下」，不小心喝了一杯酒，也不必把自己打入地獄。人非聖賢，孰能無過，如果你因為一次破戒乾脆整夜放縱自己，這才是大錯特錯。我建議你就此打住，立刻回家（或者把沒喝完的酒倒掉），隔天繼續努力不喝酒。世上沒有人能完美無缺，何況本書還有另外十一個月的挑戰，你可以表現得更好，進而扭轉身體健康，讓整個月的挑戰延續為長期改變。

2

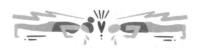

二月 挑戰

伏地挺身與棒式

我的版本

我在 2018 年 1 月進行不喝酒挑戰，這一年我 49 歲，明年即將邁入 50 大關——意味著我在這顆行星上呼吸、吃喝外加睡眠了半個世紀，心情可以說憂喜參半。

我會不會遇上中年危機？說不定會，但我決定要在內外兼顧、身心俱佳的情況下慢慢變老，而不是藉由花式跳傘、買敞篷車或變賣所有家當並搬去墨西哥等瘋狂行徑讓自己再度感到活力充沛。撰寫這本書就是我的中年危機，亦即我要用一整年從事健康挑戰，到時我不得不站在醫生專業的角度來審視自己的生活習慣，評估自己哪些事做對、哪些事做錯，以及如何透過一點一滴改變生活方式來增進健康。

整個挑戰的關鍵都在「一點一滴」這四個字上。要一個以碳水化合物為主食的人改採低醣飲食，或要一個多年不曾健身的人每天運動，像這樣大幅改變生活方式聽來不切實際也難以持續。我絕對不會阻止任何人抱定崇高遠大的健康目標，畢竟這種決心令人欽佩，實際執行後也會帶來滿滿收穫。然而，有些目標雖然稱不上「不可能的任務」，但也顯得不切實際，這時你可能會陷入挫敗的循環中，想到健康飲食或運動就害怕。

　　不過，以上究竟和伏地挺身與棒式有什麼關聯？我順利度過不喝酒挑戰後，對於自己沒有半途而廢又表現得不錯，感到既欣喜又滿足，因此我立刻決定開始實現另一個目標。此外，1月的不喝酒讓我在社群媒體上獲得超棒的支持群，這些觀眾、朋友和粉絲與我共襄盛舉，我不希望這個團體輕易就解散了。他們跟我一起不喝酒不僅令我興奮，甚至有些飄飄然，這種情緒的感染力很強。我沈醉在社群媒體的熱烈響應中，很想延續這股熱潮。

　　但我2月要進行哪一項挑戰才好？我在眾多選擇之間再三斟酌，終於決定下一個目標。既然上個月是為了整體健康努力，我希望接下來特別針對某個身體或健康層面，再做更進一步提升。此外，我也希望這是一個隨時隨地都能進行的挑戰，不需要健身房、上課、游泳池或自行車道。即使每天只能投入幾分鐘也能看到成效，不需要耗費數小時。

為了滿足上述條件，我最後為 2 月挑戰選定的項目是伏地挺身和棒式。大約 6 年前，我報名 Bar Method 運動課程。上課時你會接觸到大量肌肉伸展和強化運動，當中包括伏地挺身和棒式，有些運動在地板上進行，有些則必須以平衡桿輔助。每一項運動都要耗費大量體力，學員每次上課最少都要做 45 下伏地挺身，以及長達數分鐘的棒式。

　　我每週上四堂 Bar Method，將近兩個月後，身體起了變化。手臂生平頭一次出現線條，不只是肌肉增加，而是整隻手臂變得更結實。效果好到令我難以置信。我一直希望擁有線條優美的雙臂，但不管我在健身房多麼努力舉重或健身，兩隻手臂永遠都像雞翅一樣軟趴趴，雖然沒有蝴蝶袖，但也長不出肌肉。努力兩個月後，我的三角肌和三頭肌忽然「問世」，外加我和克蘿伊戲稱的「罩子」——亦即肩頭小小的環狀肌肉——也冒了出來，看起來宛如優雅的肩章。

　　除了雙臂長出肌肉，我覺得整個軀幹也變得更強壯、緊實，而且不再鬆弛。我的姿勢向來很糟糕，常常彎腰駝背，要是不注意，腹部就會突出。現在我的站姿比以前更筆直，肩膀挺起，臀部夾緊，腹部收縮，這都要歸功於棒式。

　　身體的轉變令我既迷惑又高興，而我只不過做了兩個月的伏地挺身和棒式，這兩項都是在平衡桿健身課學來的，成了我當時

每天上健身房必做的運動。這次經驗讓我驗證一個道理：人只要每天持續鍛鍊，哪怕一次只有幾分鐘，都能改變外貌和心情。身為醫生，我自然明白這一點，但能夠親眼見證並親自感受它，簡直令我大開眼界。

當年的經驗我始終銘記在心，也希望藉由 2 月的挑戰，讓我再度獲得 Bar Method 締造的結實手臂。我想，這意味著我必須每天盡可能多做伏地挺身和棒式，而且要持續 30 天。不過，為了順利達標，一開始不能太急躁，伏地挺身的次數不可以一下子訂太多，棒式的時間也不可以太離譜，只要每週穩定增加次數和時間即可。

我在社群媒體公佈伏地挺身與棒式挑戰，獲得熱烈迴響，對於這兩項看似簡單，而且每天只需要幾分鐘就能搞定的體能訓練，大家都躍躍欲試。有些粉絲在推特表示，他們做伏地挺身的能耐只有 1 下或是只能跪著做，不然就必須修改棒式的方式才能多撐個幾秒鐘。這些都無妨，重點是在能力範圍內盡量多做伏地挺身和棒式，不管開始時多麼差勁，只要能漸入佳境就好。

至於我自己是怎麼開始的？我已經幾年沒有上 Bar Method，心思早就被動感飛輪這類課程吸引，說起來實在不幸，伏地挺身和棒式都不是我平常會從事的健身項目。

儘管如此，我依然認為自己至少能做 25 下標準的伏地挺身，

並能盡量讓胸部接近地面，以這種姿勢平板支撐 1 分鐘以上。但若想每天鍛鍊這兩項並逐漸增加強度，一開始就做到這種程度似乎有點激進。我可不想第二週就放棄，到時恐怕會害得自己或社群媒體的挑戰同好失望。我決定從 20 下伏地挺身及 45 秒棒式開始，這樣的強度就第一天來看還是相當費力，但若逐漸增加次數和時間，到第 14 天時應該就不會覺得難了。

第一週
90 秒飆汗健身讓你元氣十足

第一天，我在麻州一家飯店的房間裡，穿著便服趴在地上，做了 20 下伏地挺身，接著進行足足 45 秒棒式，女兒克蘿伊在一旁觀看。我起身時，氣喘吁吁的程度超出預期。雖然整個過程不到 90 秒就結束，但事後我居然無法臉不紅氣不喘地修指甲，實在令我訝異。

我繼續每天做這兩項運動，一項緊接著另一項。通常早上醒來，喝完一杯咖啡（我起床後需要咖啡立刻提供動力，哪怕只是靜靜坐著），我會立刻在臥室就地趴下，開始鍛鍊。我在第一週已經培養例行程序，先把洗澡水打開，等水變熱的過程中，我先做棒式，接著做伏地挺身。

我在這一週的 7 天裡進行了六次挑戰，很棒，是吧？我知道，

但自從 1 月不喝酒以來，這還是我第一次疏漏。那天我上健身房舉重後才想到一整天都沒做伏地挺身和棒式，但此時的我已然筋疲力盡，雙臂也因為重訓而痠痛，只好放棄當天的挑戰。

漏了一天雖然讓我心裡很不好受，但當自我和理智產生拉鋸戰，我得到以下結論：

自我：妳已經上健身房運動 1 小時，還需要做伏地挺身和棒式嗎？

理智：不需要。

自我：那妳不就等於沒把這次挑戰放在心上？原本設定的目標是每天都要做。

理智：沒錯啊。

自我：呃，還真是矛盾啊！那我現在到底該怎麼做才對？

理智：時間太晚了，明天再做。

這就是我的因應之道。不過，想必是因為漏了一天反而令我加倍留意，確保自己在本週剩下的日子都有做伏地挺身和棒式。

到了週末，我沒有多加注意外貌或心情有何變化，畢竟我做伏地挺身和棒式才短短 6 天，也沒有達到六塊肌速成的強度。在麻州的飯店開始第一天挑戰後，這兩項運動做起來還算輕鬆，至少能輕易排進早上的行程，不需要耗費大量時間。做完第一個禮拜，我相當開心，因為沒有原先預料的那般費力。此外，我每天

至少會多做 1 下伏地挺身，棒式則多做 5 到 10 秒，我對自己持續進步相當滿意，並高度肯定自己的表現。

我的社群媒體在第一週出現熱烈討論，很多支持者表示他們從未做過核心運動。有位女粉絲說，她一開始只能跪著做 1 下伏地挺身；另一位男粉絲則說，他一開始只能做 3 下。這些分享大大鼓舞了每個人，大家都熱烈參與這項挑戰，即使這對某些人來說是很大的體能和心理負擔，他們仍盡力而為。

第二週
兩週內輕鬆鍊出腹肌

邁入第二週，我已能做 25 下伏地挺身及 1 分 30 秒棒式。我很佩服自己能做這麼久的棒式，但不可否認，做到這種程度後，我的下背肌肉開始感到吃力了。因為背部的緣故，我不再一口氣做完兩項運動。棒式的時間雖然拉長，而且有點不舒服，但在體能和心理上，我反而覺得它比較輕鬆。先前我習慣打開浴室水龍頭，一邊等熱水一邊做棒式。但現在強度增加，變得更累人，結束後我沒有立刻做伏地挺身，而是當天再找別的時間做。

我幾乎每天都有另外抽空做伏地挺身，通常是下班回家後，把工作服換成運動衫和手術服長褲（我把它當成睡衣來穿）。謝天謝地，我在 2 月的頭兩週持續不喝酒，即使下班後必須外出，

我也滴酒不沾，回家後我會積極完成當天的伏地挺身，不會因為喝了酒完全不想動，或者體力上無法負荷。

不過，我在第二週還是漏做兩次伏地挺身，不是忘得一乾二淨就是刻意逃避。畢竟在長達 14 小時的工作後，單單想到趴下來做 25 下伏地挺身都覺得累。在第一週漏做一次時，自我和理智曾經「討論」一番，現在理智再度說服我接受一件事：既然我的棒式做得這麼好，伏地挺身漏做一、兩次也不算什麼。

到了第二週週末，我終於發現，身體就和當初上 Bar Method 時一樣，開始出現變化。那天我在上班前進浴室梳洗，無意間瞥見鏡中的自己，發現腹肌變得更緊實，尤其是下腹部。

不可否認，我其實整週都在注意身體有沒有任何變化，只要有機會照鏡子，我就會猛盯著身體，宛如麵包師傅盯著烤爐裡的糕點。如今我終於等到它，覺得好滿足，雖然我漏做三次伏地挺身，但堅持了兩週的運動，終於為肌肉帶來更強的力量，線條也更加分明。

第三週
減輕背痛並讓核心肌群更有力

第三週若要談主題，絕對離不開背痛，這當然都是做棒式引起的。我只有在做棒式時才會背痛，只要一站起來馬上就好，但

這種痛實在無法忍受，就像有人忽然在我的腰背上放了重物，疼痛竄過每條神經，直到膝蓋落地為止。我知道必須採取應變措施，或者乾脆放棄挑戰，但我無法想像就這樣放棄的後果。社群媒體有一大票支持者都要靠我，而我只能靠自己。

有個方法可以輕易解決這件事，就是修正棒式的做法。棒式最標準的姿勢是前臂棒式，我一開始進行 2 月挑戰時，採取的就是這一種。做法是將兩隻前臂平貼地板撐起身體，像做伏地挺身的起始姿勢。它對鍛鍊腹肌有非常強大的功效，我上週已在鏡中看見證據，現在還想繼續做下去，但我決定縮短前臂棒式的時間，以免再度引發下背痛。

我另外加入了側棒式，有些人稱它為側橋式，姿勢改為撐起側面身體，臉部面向兩側而不是地板，並以靠近地板的前臂與腳掌側撐起全身。側棒式主要鍛鍊腹橫肌和腹斜肌，與標準棒式不同。希望改變做法後不但能舒緩下背痛，也能全面兼顧核心肌群的鍛鍊。換句話說，我的如意算盤是既能脫離下背痛，又能練出比基尼線。自從我開始做棒式就幻想著那一天到來，每次做著棒式，為了轉移注意力，我總會想著：很快就要練出超好看的腹橫肌和腹斜肌，到時該穿哪一種比基尼才好？是繞頸綁帶式還是平口式？顯然這是做棒式時非常重要的問題，值得仔細思考。

第三週剛過一半，我再度修改棒式的做法。我不再把全部體

力用在標準棒式上，而是只做 30 到 40 秒，接下來左右兩邊各做 30 秒側棒式。這個方式很棒——好吧，「棒」這個形容詞可能稍嫌誇大，但我不再背痛，這簡直是偉大的創舉。就因為背不再疼痛，我還可以再做一次，每天的棒式運動都做滿 3 分鐘。做標準棒式時背有點痛，但改變做法後，痛苦已然減輕，因為加入側棒式，輪流將重心換到左腳和右腳的拇趾跟上，再也沒有一直保持不變。

接下來聊聊伏地挺身，我現在已經能一口氣做 30 下。但隨著次數增加，體能耗費變大，這項運動不再只是單純的費力，它也開始耗氧。換句話說，30 下標準伏地挺身做好做滿後，我不但有點冒汗，還會大口喘氣。

自從第二週漏做兩次伏地挺身，我打算恢復早上一口氣做完兩項運動的模式，不能再拖延下去，也不能放任理智說服我相信：我太累、已經練過舉重，沒有必要再做手臂運動。根據先前經驗，7 天中我有六個早上有鍛鍊的動力，也就是說，當週我只漏做一次伏地挺身。

本週進入尾聲，早上我照例在浴室檢視身體變化，忽然發現腹肌和上週看起來明顯不同，不但更加緊實，下腹的肌肉線條也更明顯。而現在，我更加雀躍，因為整隻手臂肌肉不再下垂，而且二頭肌、三頭肌和三角肌分明。我只不過多做了伏地挺身和棒

式，健身房的運動項目絲毫未變，日常飲食也沒有任何更動。

　　我感到欣喜若狂。既然每天不到 5 分鐘的鍛鍊有這麼好的成效，何不一整年每天都做棒式和伏地挺身。老實說，雖然有時候我真的很不想做，尤其是伏地挺身，但我還是堅持下去，可謂小兵立大功。

　　我在這一週也領悟了一個道理：我在這項挑戰上獲得的成就感跟運動為身體帶來的好處一樣多。我知道做完 30 下伏地挺身和 3 分鐘棒式後，我之所以高興又得意，其實是拜大量腦內啡所賜，直到進浴室沖澡時，心裡還是很滿足，因為一天尚未開始，我就已經完成了「不可能的任務」。這讓我整個早上心情愉悅，這項挑戰的收穫也遠遠大於身體健康。

第四週
一天花幾分鐘就讓你在一個月內穿上比基尼

　　邁入最後一週，我已經能做 37 下伏地挺身，棒式總長度超過 3 分鐘。很高興我依然在進步，尚未陷入停滯期，但我必須老實說，伏地挺身對我來說愈來愈難了，37 下的強度對這兩項運動已開始構成威脅。

　　做伏地挺身好像投資散戶觀察股票走勢。我到底能追多高？快要達到 40 下了，但月底我真能做到 45 下嗎？總覺得這個數字

高得離譜。此外，我也開始覺得棒式很漫長，一邊做一邊發比基尼美夢也不再管用。因此，我開始聽音樂，好讓時間過得快一點，也不會一直去想我得做完 40 下伏地挺身和 4 分鐘棒式。

結果證實，音樂相當有用，沒有什麼比來上一段火星人布魯諾（Bruno Mars）的音樂更能激勵你撐下去，但我已經打定主意，月底前我只會每天增加 1 下伏地挺身和 5 秒棒式。我的狀況可以用跑馬拉松來比喻，2 月這場馬拉松我已跑了 40 公里，我得保留實力跑完全程，要是半途累倒，就只能靠步行抵達終點。

2 月最後一天，我起床、喝了咖啡，照慣例打開浴室熱水……接著做了 4 分 5 秒棒式以及 46 下伏地挺身。真了不起！雖然累慘了，但我開心得不得了。我完成了 5 分鐘高強度運動，從未料到自己有這種本事。我以強壯的體格完成本月挑戰，痛痛快快，沒有拖泥帶水或哭哭啼啼，我多麼以自己為榮。

當天早上，我站在鏡子前檢視全身，那種痛快感再度浮現。手臂已經回復當年練 Bar Method 的狀態，三角肌、三頭肌甚至胸肌都有明顯線條，腹肌看起來像刀切出來的，每當讚美別人的腹肌時，我很愛這樣形容，但我更愛拿它來形容自己。此外，我的姿勢也變得更挺，不需要特別留意就能保持挺直站姿。我的腹部也不再凸得令我厭煩，現在它始終平坦，肌肉完全發揮作用。我感到全身肌肉更強壯緊實，如果《早安美國》要求我在全國聯播

頻道上穿比基尼，我會興高采烈地展示自己的新體態。好啦，或許沒必要對幾百萬美國人展示，我只是想說，全新鍛鍊的體格令我信心滿滿。

此外，我也相當訝異，竟能在這麼短的時間內締造這些驚人成果，畢竟我每天從事這項挑戰只有 2 到 5 分鐘。我天天上健身房鍛鍊 1 小時，成效遠不如這短短的挑戰。

伏地挺身與棒式的科學根據

很多肌力訓練都找得到大量科學證據，說明你為何需要定期從事這些運動。但研究顯示，其中以伏地挺身和棒式最有益處，它們會是你日常體能訓練的優先選擇。這兩項運動不需要器材、豪華健身房、個人教練、課程顧問、健康條件等等，甚至不需耗費大量時間。

▌伏地挺身不只是鍛鍊胸肌（看看你的腹肌！）

伏地挺身受到生理學家、運動員，甚至哈佛大學健康刊物編輯一致推崇，他們公認它是「全世界最棒」和「最完美」的運動。做伏地挺身時幾乎用到身體的每一塊肌肉，從趾尖到脖子無一例外，連帶強化了肌腱、韌帶和結締組織。許多人聲稱伏地挺身對

雙臂和胸部肌肉有益，其實它還有更大的好處——充實並強化很難鍛鍊的背部、臀部、腿部及腹部肌肉。做伏地挺身除了鍛鍊大肌肉群，也會用到一般人甚至訓練有素的運動員虛弱的次要肌肉群。人活動時須藉由穩定肌群支撐主要肌肉群，而伏地挺身能充實那些難以鍛鍊的穩定肌群，進而強化全身，加強平衡感。

▌任何人——沒錯，任何人！都能做伏地挺身，只需學會正確做法

你覺得自己做不來伏地挺身？我要告訴你，任何人都能做，不拘年齡、體型或肌力。這個運動有很多形態和強度，適合所有體型的人。電視上常出現一種畫面：新兵或健身狂就地趴下來做20下伏地挺身。其實它沒有畫面上看起來這麼可怕又費力。

如果你單單想到四肢落地都覺得痛，可以從扶牆挺身做起。找一面牆，雙掌平貼牆面，彎曲手肘，儘可能帶動胸膛靠近牆壁。你也可以嘗試雙手和膝蓋撐地，保持背部平坦，接著彎曲手肘，直到鼻子幾乎要碰到地板為止，再用雙臂和胸膛的力量撐起身體。或者嘗試標準伏地挺身，但先以膝蓋跪地，膝蓋以下的雙腳略微抬離地面。

如果你是健身專家，可以挑戰更高強度伏地挺身，比如以指節撐地，或是只用單手做。你還可以在兩次伏地挺身之間加入強

化手臂的動作，比如說拉伸三頭肌（只需要雙手各抓一個啞鈴），或是雙手更靠近，讓兩邊食指和大拇指形成鑽石的形狀。你也可以一邊在博速球（BOSU ball）上保持平衡，一邊做伏地挺身，或雙腳踩著固定的球。只要記住一點，本月挑戰的目標是增加伏地挺身次數，因此你必須慎重選擇有進步空間的做法。

█ 伏地挺身可消耗熱量、刺激生長荷爾蒙，終止骨質疏鬆

有氧運動不是唯一能燃燒熱量的方法，研究顯示，伏地挺身之類的肌力訓練也能有效提升新陳代謝，達到減重功效。事實上，做完肌力訓練後，身體燃燒的熱量比有氧運動還多，因為身體需要修復阻力訓練中消耗掉的肌肉。此外，透過伏地挺身之類的運動練出更多肌肉後，不管處於休息或活動狀態，你的身體都會燃燒更多熱量。

伏地挺身之類的阻力訓練也會刺激內分泌製造更多生長荷爾蒙，進而提升生理功能、加速燃脂，甚至延緩身體衰老。做伏地挺身也會提升身體的睪固酮濃度，這是維持新陳代謝健康、正常性欲和適當骨質密度不可缺的荷爾蒙，對男女都有益處。

最後一點，伏地挺身也可以說是一種負重訓練，亦即它能刺激骨頭生長，並幫助修復骨頭，進而避免骨質疏鬆。事實上，美國退休人員協會（AARP）甚至建議，50 歲以上的婦女每天做類

似伏地挺身的運動，可以維持骨質健康。

▎ 棒式比傳統腹肌訓練打造更多肌肉

我們可以把棒式當作伏地挺身的熱身。棒式也是一種全身性鍛鍊，廣泛運用你的雙臂、胸膛、雙腿、臀部、下背和腹部肌肉群。相較之下，傳統仰臥起坐主要鍛鍊的都只有腹肌。

棒式甚至比單純的仰臥起坐和捲腹運動打造更多肌肉，後兩者主要鍛鍊腹直肌，也就是俗稱的「六塊肌」，而棒式除了用到腹直肌，也需要用到內外腹斜肌和穩定肌群，還有幫助穩定脊椎和軀幹的深層腹橫肌。強化腹肌能減少身體受傷機率、增進整體表現及保持體態端正，還能打造線條分明的腹部。

▎ 棒式比一般腹肌運動更能有效單獨鍛鍊核心肌群

研究證實，棒式不僅能強化核心肌群及下背、腹部、骨盆與臀部等肌肉，也是相關運動中功效最好的其中之一。部分原因是棒式屬於等長訓練，亦即做棒式時不需要改變肌肉長度或關節角度。你只需要保持同一個姿勢，強迫身體啟動核心肌群，保持不動以延長肌肉出力時間，進而強化腹肌支撐並固定脊椎的功能。

▌ 背有問題？讓棒式助你邁向不痛的未來

儘管我做棒式時下背會痛，但包括美國運動委員會在內的多數專家都聲稱，棒式能預防背部疼痛和傷害，因為它強化深層腹肌和脊椎周圍的肌群，讓你在運動、行走、站立甚至坐下時，身體更穩固地支撐背部。仰臥起坐、捲腹和大多數腹肌運動都需要活動脊椎，但棒式不需要，換句話說，做棒式時你的軀幹不需要彎曲。一般需要彎曲軀幹的運動都可能造成輕微的脊椎問題，仰臥起坐和捲腹還會造成臀部屈肌過度發達，可能導致下背肌肉拉傷，棒式同樣沒有這個缺點。

▌ 伏地挺身和棒式能讓你站得更挺，姿態更優雅

伏地挺身和棒式鍛鍊肌群，幫助脊椎在坐臥或站立時不歪斜。這些肌群愈有力，你的脊椎就愈強健並挺直。伏地挺身還能強化上背的肩胛肌，讓你不論站或坐都抬頭挺胸，不會彎腰駝背。此外，深層腹肌經過鍛鍊後變得強壯而緊實，能讓你在行走、站立或坐下時保持腹部平坦。

精進棒式

　　棒式沒有看上去那麼容易，為了獲得本書列舉的種種益處，做棒式講究的是姿勢正確。進行標準棒式時，你的身體應該呈一直線，從腳跟到腿、臀部、背部、軀幹，最後到頭，都要在一直線上。不要拱背，臀部也不要過低。要是臀部太貼近地面，不妨收緊臀肌，避免臀部下垂。雙掌距離要寬，不要讓肩胛骨下陷，否則不但不能鍛鍊到核心肌群，還會對上背和雙臂帶來不必要的負擔。記得讓視線鎖定地板，不要抬頭看鏡子，否則會讓脖子和下背過度負擔。最後要提醒的是，確保前臂和雙腳都與肩膀同寬。還有，別忘了呼吸，做棒式時憋氣只會讓你覺得加倍困難。

你可以這樣做

　　提到上健身房運動，你可能很難抽出空檔，或者沒有動力，但我由衷相信每個人都能花 2 分鐘做伏地挺身和棒式。你找不到任何藉口逃避這項挑戰，我還能提供很多方法，讓你更輕鬆、更享受做伏地挺身和棒式，這些都是我的親身經歷。以下就是個人推薦的十大祕訣。

一、**早上一起床就做伏地挺身和棒式**。毫無疑問，我發現早上一起床就做伏地挺身和棒式比較容易達成，之後再進行外出準備工作。一早做完就不會開始找各種藉口，比如等到當天有空、上健身房、不用加班，或者下班回家後不太累再做。人在疲勞狀態或者勉強進行太多不樂意的事時，大腦就會切入有趣的模式，說服身體不做某些事。比如說，當你一直專注於工作，或者放棄去自動販賣機買糖果，這些不樂意之舉會讓大腦對別的事擺爛。我個人偏好早上起床喝杯咖啡後立刻做這兩項運動，接著再沖澡，但每個人早上有自己的安排，不一定非要按照我的模式。建議你把伏地挺身和棒式納入早晨的例行公事，就像起床後要刷牙一樣。記住，這兩項運動花費的時間不要差太多。

二、**不要讓加分變扣分**。你可以打開收音機、手機、在電腦上播放音樂，或者把最愛的晨間電視節目調高音量，總之用點音樂或視聽娛樂轉移注意力，可以幫助你輕鬆達標，這是我的一大發現。不管聽什麼，只要別抬頭或轉頭去看電視、手機或平板螢幕即可，否則會破壞標準姿勢，給脖子和背部帶來額外負擔。

三、**和你的麻吉一起趴下**，找個做伏地挺身和棒式的夥伴……沒錯，你懂我！不妨和同事、朋友或家人分享本月挑戰，

找個能幫你堅持下去並持續精進的夥伴。我的好夥伴是女兒克蘿伊，她可是最頂尖的運動員，選她再自然也不過。她並沒有每天都跟我一起做，但隨著挑戰的日子一天天過去，我逐漸增加伏地挺身次數和棒式時間，克蘿伊不斷給予我撐到最後的動力。

四、記住這一點：你正在從事的運動只需要花一點時間。如果你和我一樣，棒式做了一陣子後，因為延長時間，漸漸有種很難熬的感覺，不妨想想，其實你撐在那裡只不過幾秒鐘。我的座右銘是：如果你還有餘力數自己做了幾秒鐘，那就表示這件事對你來說沒那麼難。這個信念讓我達成逐日增加伏地挺身次數與棒式時間長度的目標。不要老是想著你得做 4 分鐘棒式，我後來開始這樣想：不過就是撐 240 秒罷了。

五、為了凝聚更大動力，在大日子或大事來臨前做伏地挺身和棒式。總有人在大日子前一天試圖靠舉重鍛鍊大胸肌和二頭肌，大家一輩子一定都認識過這樣的人。其實這麼做是有科學根據的。任何讓肌肉瞬間充血的運動都能使它看起來更結實有力，雖然效果不長，但若早上我懶得動，就會用這件事激發更大動力。我早上通常都要趕著去上《早安美國》，我會告訴自己：只要有做伏地挺身和棒式，我上電視時雙臂線條看起來會更加優美，腹

部也會更平坦。不可否認，根本沒有觀眾注意到我的改變，但是，嘿，女生本來就有做夢的權利，不是嗎？

六、**別怕修改棒式**。如果標準棒式讓你覺得很困難，或者令你的背、脖子或肩膀痠痛，也或許你只是想來點變化，不妨考慮做側棒式。如果你覺得不管何種棒式做起來都很費力，不妨改採間歇式做法，每撐 10 秒鐘休息一下。有些生理學家甚至認為，這個做法對鍛鍊核心肌群來說更好。

七、**以你覺得舒服的方式開始**。我在社群媒體公佈這項挑戰時，各方同好紛紛響應，他們表示一開始只能做幾下伏地挺身。其他人也在推特上說，他們的棒式只能撐幾秒鐘。這些回應激勵了我，他們不像我早已靠平日鍛鍊打造出核心肌群，卻仍興致勃勃地共襄盛舉，並且逐漸進步。重點不在於你能做幾下伏地挺身，或者你的棒式做得比朋友還要久，而是要在整個月裡努力去做（本書每項挑戰都是如此）。建議你嘗試各種版本，只要能持續增進健康即可。

八、**打造社群媒體支持團隊**。正如 1 月不喝酒挑戰，社群媒體給了我更大的動力，我不但堅持下去，還以超出預期的伏地挺

身次數和棒式長度完勝本月挑戰。每當我想擺爛時，只要上網瀏覽朋友和粉絲的分享，看看他們做了幾下伏地挺身和幾分鐘棒式，知道我們會一起咬牙忍過這段時間，就足以激發我堅持下去的動力。因此，不妨在網路上對你的親友分享這項挑戰，邀請他們共襄盛舉，一起分享他們每天的伏地挺身次數和棒式長度，逐日分享或一口氣分享整個月的成果都可以。

九、只要找得到一小塊空地，就找得到成功的方法。我要再一次強調：你找不到任何藉口逃避這項挑戰，不過是做伏地挺身和棒式，不需要上健身房，只要找得到一小塊空地，就可以開始進行挑戰。

十、呼吸。很多人習慣出力時憋氣，多年前我接受婦產科醫師訓練時學到這一點。但是不管分娩或做幾下伏地挺身，如果你習慣憋氣，做起來只會更難。因為憋住氣息時，心臟、大腦和正在出力的肌肉都會面臨血流不足，進而導致腹壓加大。因此，務必記住要呼吸，一邊呼吸一邊做伏地挺身和棒式，你會發現自己的能耐超出預料。

3

三月 挑戰

冥想

我的版本

大約 4 年前，我決定學習冥想。這並非出於一時衝動，而是多年來，我不斷聽見朋友、同事和熟人分享，冥想如何改變他們的生活。但我跟大多數美國人一樣，對於該怎麼進行冥想完全摸不著頭緒。我是不是該盤腿坐在地上並順其自然？專心想一件事比較好，還是該摒除所有雜念？我真的毫無概念，只知道像我這種A型性格的人，不適合隨興做做。我上網稍微瀏覽朋友的頁面，當中有些人確實是高興怎麼做就怎麼做。不行，我要接受正規訓練，還要找到適合的做法。

我在紐約與鮑伯‧羅斯（Bob Roth）聯繫，他是全美最知名的冥想大師，專門訓練人進行超覺靜坐（transcendental meditation，一般簡稱為 TM）。這個形態的冥想最早於 1950 年代由印度瑜珈大師推行，自此蓬勃發展，如今已成為全球最為普及並經大量研究的冥想。當你進行超覺靜坐，必須闔眼坐下，持續 15 到 20 分鐘，每天兩次，將注意力集中，反覆默唸某個咒語或是令人平靜的詞語。學員在各階段都會收到相應的咒語，而且不可公開。

我報名了大衛・林奇基金會（David Lynch Foundation）辦的 4 天超覺靜坐課程，羅斯正是這個基金會的常務董事。我在課堂上學到一件事：冥想時不需要特別控制意念，腦海湧上任何念頭都可以。這簡直可以用謝天謝地來形容，身為 A 型人格，我的腦子宛如隨時播放無數念頭的電影膠卷，要讓這部片暫停 1 分鐘都不可能，更別提 20 分鐘。

我還學到另一件事：不需要嘗試控制或者專注在呼吸上，只要反覆唸咒即可，就算一時之間閃神，沒有唸好也無妨。我心想：這件事我一定辦得到。或許冥想沒有想像中那麼可怕！畢竟有一大堆人都在做。經過 4 天課程洗禮後，我已經準備好嘗試。

但我對冥想還是有些猶豫。課程結束後，我問羅斯，我是否真的應該每天進行兩次 20 分鐘冥想。他看著我說：「每天進行兩次，持續 2 週，如果妳還是沒有感覺，就停下來。」我的臉上想必寫滿問號，他很快接著說道：「堅持做了兩個禮拜後，沒有

人會停下來，因為幾乎每個人都覺得很好。」這句話深得我心，我決定一試。

　　整套課程全部上完後，我開始每天冥想，持續了將近 1 年。羅斯說得對，嘗試 2 週後，我覺得非常棒，不僅心靈更敏銳，整個人更有活力，壓力也減輕了，這些都是我不曾有過的經歷。一開始我進行每天兩次 20 分鐘冥想，不久便發現我每天只能在早上做一次，但效果還是很好。

　　然而，2 年前這不可思議的體驗忽然終止。當時的我其實最需要冥想卻半途而廢，因為我突然和丈夫離婚，他在離婚後不久便自殺身亡，這對我的心理、情緒甚至生理都是一大打擊。此外，我也同時面臨更大的工作壓力，實在無法繼續進行每天的冥想。那種感覺宛如自己快要窒息，眼看吸進肺裡的空氣愈來愈少、喘不過氣，連伸手去拿身旁的呼吸器也辦不到。我很想做超覺靜坐，但偏偏不是時候，我就是沒辦法回到正軌。

　　2017 年，我在一場活動致詞時巧遇羅斯，他也是當天應邀致詞的貴賓。我告訴他自己如何中斷冥想，現在工作和私人生活雖然重回正軌，但我似乎抽不出時間重拾冥想，因為我每天都要起個大早趕去上《早安美國》。他聽完後問了一個問題：喬治·史蒂芬諾伯羅斯（George Stephanopoulos）是《早安美國》主播，他天天做超覺靜坐，他都是幾點起床的？這個問題我想都不用想

就能回答，我知道喬治為了節目，每天三點半就起床，比我的鬧鐘時間整整早了兩個鐘頭。為了進行冥想，我能不能早個 20 分鐘起床？羅斯以微妙但有效的方式提醒我，不要再找藉口。他說得沒錯，如果喬治辦得到，我也可以。

我下定決心，要把冥想列入 2018 年的整月挑戰。對我來說，這是再適合不過的挑戰，對共襄盛舉的數千美國人來說也一樣。這群人如同幾年前的我，根本不知道冥想具有徹底改變人生的功效。冥想還有一個更大的優點，每次只需要做 20 分鐘，任何人都辦得到，而且你不必像我當初那樣，非得先去上課再開始。

我決定把每天冥想 20 分鐘當作整個月使命，每週 7 天使命必達。為了達成目標，我深知一定要早上起來立刻做完這件事，不能拖到忙碌的一天開始後，更不能等到下班回家後，否則到時已經累得什麼都不想做了。我也比較喜歡早上冥想，它能迅速打造滿滿的心靈能量和正面情緒，以便我迎接整天的工作和挑戰。

第一週
透過冥想可以立即改變大腦

雖然我知道自己即將有很棒的體驗，但第一天還是有點擔心，生怕自己這個月根本抽不出時間冥想。畢竟它不像 2 月伏地挺身和棒式挑戰，這兩項只需要早上花個幾分鐘就做完了。其實

我也知道這是一種無謂的擔憂，而且顯得自己很假。每當病患、朋友或家人聲稱找不到時間運動或從事有益健康的活動，我總是回答：**時間不是用找的就有，要靠你自己安排**。第一天我以這句話勉勵自己，甚至整週如此。我一定要安排好時間，因為我的心理健康和情緒都要靠冥想來提升。

第一個早晨，我把鬧鐘從 5 點半（這是我上《早安美國》時一貫的起床時間）改為 5 點，確保我有足夠時間冥想及完成出門準備工作。不過，當手機一大清早響起時我只想放棄，把整個月的冥想計畫丟出大樓窗外。但我成功壓下放棄的衝動，好不容易起床，泡了咖啡，爬回床上，再端坐枕頭堆上。我已在前夜下載免費應用程式「冥想定時器」（Insight Timer），可以追蹤冥想進程。我按下開始鍵，閉上眼睛……就這樣完成了。

幾乎就在張開眼睛的瞬間，我感到一陣平靜。同時，彷彿有人把高濃度燃料注入我的大腦，我感到注意力更集中，充滿活力。我就像長期飽受注意力缺失（ADD）所苦的患者，忽然找到解藥一樣。其實我並沒有注意力缺失，但這是我所能想到最貼切的形容。「咻」的一下，我的注意力就變得更集中了。

當天和接下來幾天，我簡直不敢相信，自己變得更平靜、專注和正面。工作和生活上各種抉擇與難關似乎再也難不倒我了，至於開車前往診所，交通狀況還能像以前一樣令我焦躁不安嗎？

再也不會了，我只覺得自己宛如禪宗大師般平靜。我也覺得面對接踵而至的工作，效率變得更好，心靈能量滿載。舉例來說，為某位觀眾總結複雜的病況時，我再也不需要花上漫長的幾小時分析研究，才能得出結論，也不會在處理大量郵件時被單一信件或帳單困住。如果有人掃描我的大腦，一定會看到我的神經細胞迅捷無比地工作著。儘管沒有接受正規醫療檢查，我敢說體內的皮質醇（或稱壓力荷爾蒙）已經大幅下降，進而減少了飢餓感。

第一週的 7 天當中，我有 6 天進行冥想，覺得既激動又有點嚇到，現在還多了個疑問：當初我為什麼會輕易放棄呢？雖然我對整個月都要提早 30 分鐘起床依然耿耿於懷，但我告訴自己，這只是達成目標的一種方法。結果證實，到目前為止，達標的感覺無比美好。

第二週
漏做一天的冥想

邁入冥想挑戰第二週，我恰巧不需要天天上《早安美國》。自由啦！每逢這種時候，我覺得自己就像小學生，就寢時已經知道隔天會因為大雪停課，於是暗自慶幸我不必大清早起床。

唯一的問題是，放假的大雪天似乎不太適合冥想，既然不需要一大早出門去上《早安美國》，我的早晨全亂了套。我滿心想

著自己擁有超多時間，這意味著本週不需要定鬧鐘一大早把自己挖起來冥想。這種感覺就像是突然擁有美好的奢侈品——等到我開始進行 11 月的挑戰時，這才驚覺睡眠可以說是最寶貴的「日用品」——結果卻演變為，等我衝出家門趕去診所時才後知後覺想到，我還沒進行當天的 20 分鐘冥想。

　　一天即將結束，我對自己很失望，不僅是因為搞砸了挑戰，還有我一整天既不正面也不靈敏，而且出現嚴重的混亂。上個月我漏做棒式和伏地挺身時沒有這種問題，挑戰失敗的副作用沒這麼明顯，但沒有冥想的負面效應很強，我很不喜歡這樣。

　　當週就只有一天漏做，因為我嚐到了苦頭。儘管週末不需要進行晨間例行公事，我發現要抽空進行冥想其實不難。週六和週日從早上 6 點起床（沒錯，就算週末我也照樣早起），直到晚上 10 點就寢，我每天都有 16 個小時可以安排冥想，不需要看診，有時候也不需要錄製《早安美國》，更沒有幾百封電子郵件干擾。

　　冥想在第一週帶來的益處依然延續到本週，我變得更專注、正面積極，生產力也提升了。而且第二週開始，我還發現食欲更容易控制，比較不會想吃不健康的食品，也比較不會衝動地點這些東西來吃。我知道接下來的分享對某些讀者來說簡直是某種新世紀宗教學說，但我還是要說，冥想 2 週後，我覺得自己好像為心臟、大腦和身體打造了軟墊，藉以緩衝每天面臨的龐大壓力。

喬治·史蒂芬諾伯羅斯也表示冥想為他帶來這類好處，我完全贊同他的觀點。

第三週
犯了這個錯誤會耽誤你的冥想

一旦早上漏做冥想，很可能整天都不會想做了，雖然我已明白這個道理，但第三週我依然漏做兩次。第一次是在週末，實在沒有理由。當天上床睡覺時，我為自己的疏漏感到羞慚。我一邊搖頭嘆氣，一邊想著：不會吧？到底是怎麼搞的？

第二次漏做是在平日，完全是疏忽造成的。以往我會先將手機設定為勿擾模式才開始冥想，但當天早上我忘了設定。這就像是莫非定律：當你認為某人不會打電話或傳訊息給你，偏偏對方就打來或傳來了。但我當下沒有忽略那通電話，而是立刻張開眼睛並回撥（顯然此時的我尚未嚐到 8 月「謹慎使用 3C」挑戰的甜頭）。等到我掛掉電話，已然錯失上班前冥想的大好機會。

就和上一週的反應一樣，我對自己的疏忽相當氣惱。難道那通電話真的比整天充滿活力又平靜還來得重要？我犯下的錯誤嚴重影響了冥想，使得我沒有足夠心力來應付整天的硬仗。

我和很多人一樣，工作和生活都面臨巨大壓力。在漏做的那2 天，我強烈感到工作和生活壓力如此龐大。這並不是因為我當

天恰巧遇上更棘手的事，而是我無法應付既有壓力，但只要早上做 20 分鐘冥想，我就能游刃有餘。

第三週做了冥想的那幾天，我感到更正面積極、生產力更高，並和前兩週一樣專注。此外，我更能應付生活和工作上各種挑戰。電子郵件很討厭？現在這已不是問題。我也發現本週的冥想多了一個前兩週沒有的好處。儘管我的睡眠品質還算不錯，但壓力大時不但難以入睡，夜裡也會因為心事重重而醒來。而在進行冥想挑戰期間，生活面臨艱困的難關，第三週尤其如此，儘管壓力破錶，我的睡眠品質還是好得不得了。這當中唯一的變因，或者說我唯一做的改變就是冥想。

第四週
冥想幫助我減重及培養同理心

經過上週挑戰後，我下定決心每天冥想。我希望自己擺脫要做不做的窘境，一定要完成本月的冥想挑戰。畢竟我在 1 月曾經堅持 4 週滴酒不沾，後來還持續了一陣子，我知道自己有能力做到每週 7 天冥想，後來我確實辦到了，讚！

結果證實，每天冥想其實一點都不難，這個發現令我相當訝異。還有一個更大的好處，你整個禮拜只需設定一次鬧鐘，之後就不用煩惱（好吧，我承認對於 5 點起床這件事，我確實稍稍煩

惱過，但真的很值得）。此外，我也很高興自己擁有持久的專注力、正面心態和活力。毫無疑問，冥想第四週是我多年來過得最好的一段日子，但並不是因為發生什麼好事，或者前一個禮拜的壓力忽然消失不見。生活和工作上各種難題依然存在，但我現在更懂得如何應付它們，同時還能保有愉悅心情和樂觀態度。

這週還有一個額外變化，我開始覺得自己和別人的關係更為緊密。我一向認為自己基本上富同情心，與他人關係緊密，不料這些感覺還能增強，令我大感意外。不過，我本來就因為冥想變得更正面積極，壓力也減輕，與人接觸時更有耐性、同理心和同情心，就連以前可能會被某些人激怒，現在也相安無事了。

進入第四週後，我的睡眠品質依然維持在高水準，甚至比上週覺得更有活力和專注力。有趣的是，我現在的食欲可以說降到最低，身上的脂肪似乎少了一點點。**不會連減重也有用吧？**我一邊這麼想，一邊再度做起比基尼美夢，上個月進行伏地挺身和棒式挑戰時，我就已經蠢蠢欲動了。我不禁要問，還有什麼是冥想做不到的？話又說回來，月初開始這項挑戰時，我居然會為抽不出時間而煩惱，現在想想實在荒唐。

我自從開始本月的冥想挑戰便獲益良多，而且好處一直持續到月底，未曾中斷。經過 4 週堅持執行後，好處不但有增無減，也不會因為我偶爾忘了做就消失不見。到了 3 月底，我的生理、

心理和情緒都變得更健康，此外還減了一點體重，身材變得稍微苗條。

冥想的科學根據

正如本書推薦的各種挑戰，冥想對健康有很多益處，多到難以一一列舉。事實上，包括我在內，許多醫師會建議患者以冥想治療一般健康問題，包括失眠、體重增加和抑鬱。以下僅舉出部分例子，說明定期冥想能幫助你改善生理、心理和情緒健康。

▌冥想能改變基因

在許多美國人心目中，冥想是一種沒有明確定義的活動，它的好處難以捉摸或無法量化。他們都抱持著錯誤觀念，以為闔眼端坐是在浪費時間，不如從事更有價值的活動。這種想法完全偏離事實。科學研究表明，冥想能改變基因，這或許是證實冥想功效的最強證據。根據最近歐洲學者發表的大量研究，定期冥想能從基因面抑制發炎。換句話說，只要持續冥想，假以時日就能扭轉細胞分子因發炎和壓力受到的傷害。研究表明，我們常在不知不覺間服下過多消炎和止痛藥，對身體造成潛在傷害，冥想能幫助這些被藥物傷害的細胞復原。

有睡眠障礙？試試晨間冥想

每當病患聲稱有睡眠障礙，不管是經診斷為失眠症，或者只是入睡困難或睡眠中斷，我都推薦他們試試冥想。接受建議的病患紛紛表示，在開始冥想幾週後，他們的睡眠障礙減輕了，有些人甚至聲稱，冥想比吃安眠藥還有效。結果證實，冥想本身就是一種有效的助眠利器。研究顯示，定期冥想能減少睡眠失調的次數和時間，不管是睡眠時好時壞或沒有睡眠問題的人（比如我），整體睡眠品質都能獲得改善。研究也顯示，若能維持定期冥想，當你前一晚或整週睡不好時，它能減輕白天的不適，讓你比較不會感到疲累、遲緩及懶散。

冥想的功效媲美抗憂鬱藥物

根據密西根州立大學（Michigan State University）2016 年及各方歷年研究，冥想能增進大腦永久調節情緒的功能，它對情緒問題的療效就算沒有比藥物強，也可以媲美許多藥。冥想為什麼有這等功效？這當中牽涉數種複雜的神經科學因子，簡單來說，冥想能增加腦前額葉皮質的灰質，也能擴大右側海馬體。強化大腦的這兩個區域，就能促進情緒控制與調節，也能減輕壓力，較少出現衝動行為。

記不記得我在冥想那幾天總是覺得正面積極？科學研究證實

冥想確實具有這類功效。研究員發現冥想能強化大腦掌管正面情緒的訊號，同時限制負面情緒發展。簡單來說，即使生活充滿各種難關，你愈冥想就愈覺得快樂，這純粹是神經認知功能發揮了作用。研究也指出，冥想能加強自我意識和自我接納。綜上所述，定期冥想能治療某些抑鬱和焦慮症狀，一方面效果和處方藥一樣好，另一方面又沒有藥物的副作用。

▌利用冥想輕鬆控制食欲並減重

我的冥想挑戰並沒有以減重為目標，當我發現自己竟不費吹灰之力就瘦下來，真是又驚又喜。我既沒有改變飲食習慣，也沒有從事新的運動或鍛鍊。冥想幫助我降低食欲並減輕飢餓感，到了月底，我變得更加輕盈苗條。

科學研究指出，控制食欲和減重是定期冥想的兩大益處。研究員於 2015 年在《國際行為醫學雜誌》（*International Journal of Behavioral Medicine*）發表研究，指出冥想之所以有這兩種功效，因為它能加強你和身體及生理訊號的連結，幫助你認清飢餓感到底是真的，還是因為生理或情緒上有別種需求而產生的錯覺。冥想也能降低皮質醇濃度。當皮質醇過多，你的身體會囤積脂肪，增加你對甜食和大吃大喝的欲望。還有一點，定期冥想能振奮心情，提升自尊心，還能減輕焦慮和壓力，種種功效讓你在需要進

食時選擇健康食物，避免甚至完全去除因情緒低落或壓力爆棚而導致的大吃大喝。

▎定期冥想說不定還能讓你更聰明

我從來沒有像冥想期間如此專注又生產力高，而且有能力同時進行數個工作。部分原因是冥想擴大了腦部的灰質和海馬體，不僅提振心情、腦容量變大，腦子也變得更聰明靈活。灰質增加及海馬體變大還能提升專注力、延長注意力集中的時間、強化短期和長期記憶力，以及讓你有能力同時進行數個工作並學習新事物。耶魯大學最近也做了一項研究，結果顯示，冥想能減少與雜念有關的神經網絡活動，說不定能因此改變腦波，這是冥想讓你有能力同時進行數個工作的另一項因素。歷年各方研究也發現，只需短短幾週冥想，就能讓人更專心，注意力更集中。

▎冥想或許能讓你回春

大量研究顯示，定期冥想的人染色體端粒（染色體末端結構）較長，人的生理年齡和這個構造有關。每當細胞分裂，端粒就會變短，科學家聲稱，端粒愈長，你就愈可能長壽。此外，根據研究，透過冥想增加大腦的灰質，或許也有助於認知功能在老年期間正常運作。冥想還能讓你看起來更年輕，因為它減輕壓力又抑

制發炎，這兩項都是皮膚和頭髮的危害因子。總而言之，冥想讓我們由內而外保持年輕。

▌ 冥想有益於高血壓、慢性疼痛與各種上癮症

這些只是科學證實的部分冥想功效。一項研究發現，受試者進行超覺靜坐能降低血壓，減少心臟病發、中風和死亡風險。另一項研究也發現，冥想能為高血壓患者降低血壓，讓某些受試者在醫生的監督下安全地停藥。

至於慢性疼痛，研究顯示冥想會改變大腦控制疼痛的區域。有些研究顯示，定期冥想可以減輕 57% 的慢性疼痛。冥想也證實是毒癮、酒癮、煙癮和暴食症的有效輔助療法，並能減輕各種症狀，諸如更年期症候群、一般感冒、大腸激躁症和癌症。

▌ 冥想能讓你成為社交高手

科學研究顯示，冥想是一種熱烈的個人活動，讓我們更能融入人群，和周遭親友或同事有更好或更深入的關係。這是因為冥想能減輕壓力並增進正面積極的心態，研究人員表示，這兩者都能讓你產生更多同情心，與他人有更深的共鳴。科學家透過研究也發現，冥想可降低孤獨感。基於上述種種理由，冥想往往是緩和甚至治療社交焦慮障礙的良方。

你可以這樣做

冥想挑戰和某些挑戰不一樣，它不需要消耗體力或遵守飲食規定。你不需要趴在地上伏地挺身 20 下，不需要轉頭不看香甜誘人的肉桂麵包，或是對一杯有吸引力的葡萄酒說不。你只需靜靜端坐 20 分鐘就夠了。不過，我懂你們的難處，即使只是坐上 20 分鐘，對許多人來說依然相當困難。再說，大家都是大忙人，沒有閒工夫從事非必要活動。以下是讓冥想融入日常生活的十種方法，不管你是門外漢或瑜珈高手都適用。

一、找到適合自己的冥想。超覺靜坐最適合我的個性、生活方式和情緒，但不一定適合你。世上還有數十種冥想可供你選擇，你可以和朋友聊聊、找資料研究一番，還可以上網查詢。你甚至可以試試冥想應用程式，好比頂空（Headspace）、成佛（Buddhify）和平靜（Calm），你可以嘗試各種形態的冥想，以便找出對自己最有幫助的一種。有些健身房和健身中心也提供冥想課程，如果你是和我一樣的 A 型性格，可以前往附近的大學或靈修中心尋找相關課程。網路上也有很多課程可供挑選，記得要先做功課，確保你選擇的網站值得信賴。

二、**試著改變成見**。許多美國人對冥想抱持負面觀感，認為它只不過是在某段期間內什麼也不做，藉以獲取某些模糊不清又無法量化的成效。但科學研究證實，冥想對生理、心理和情緒健康具有實質而深遠的影響，它甚至能改變腦部的發展方向及基因功能。有鑑於此，冥想對你的健康幸福來說，就和適當保健、運動及飲食一樣重要。你會不會整天都不刷牙？冥想也該和刷牙一樣，列為非做不可的例行事務。

三、**把冥想當作每天生產力的投資**。前文一再提及我進行晨間冥想期間變得多麼專注、生產力多麼高，就不佔用篇幅重申了。如果你認為自己沒有時間冥想，我保證只要花 20 分鐘嘗試一次，就會發現大幅提高的生產力、專注力和效率幫你賺回 10 倍時間。我認識許多全世界最忙碌也最成功的人士，大多數即使沒有每天冥想兩次，至少都會抽空做一次，不妨效法他們。

四、**把鬧鐘調早 30 分鐘**。對許多人來說，這是養成每天冥想習慣最輕鬆又最有效的方法，對我和那些定期冥想的親友來說，這確實是最好的辦法。若不這麼做，人很容易陷入忙碌狀態，各種公事和私事纏身，冥想就會一直擺在次要地位，直到你後知後覺發現一整天就這樣過去了。一旦你踏出家門，投入當天行程，

你的身心都很難放慢速度，也就不可能切入放空模式，靜靜坐著 20 分鐘。最後要說，晨間冥想還有一個大大的好處：它可以提升正面心態、生產力，以及全面提振心情，在你結束冥想並張開眼睛的剎那，它已幫你做好迎接一整天的萬全準備。

五、為冥想騰出一個固定空間。 如果你和配偶、孩子、室友或需要照顧的寵物合住，這一點對你完成本月挑戰很關鍵。在進入挑戰前，首先在家中挑選一個不受干擾、可以每天早上進行冥想的地方。第一天先讓心裡有個底，知道自己整個月都有個必去的地方，這會減少心中的恐懼，也會讓你比較能接受這項新活動。我幾乎都在自己床上冥想，待在床上時，孩子或是家裡的寵物狗麥森都不會來打擾。還有一點要提醒，就和養成其他習慣一樣，要將新活動融入例行事務中，最好的方法就是培養一致性。

六、不要怕跳出框框──或跳下床。 我由衷相信，晨間冥想是培養每日冥想習慣的最佳方式，不過，人難免有意外，某些時候你真的無法提早 30 分鐘起床，或是無法在出門前進行冥想，比如說你剛好要趕超早的班機。然而，有句話說得好：有志者事竟成。例如要趕早班機時，我發現在飛機上冥想既方便又好處多多，可以減輕飛行的無聊和壓力。

如果你必須一大早趕著出門去開會，在辦公室冥想也沒什麼不好。這時我會鎖上門，掛上「請勿打擾」牌，讓大家知道我正在忙。接著我會關掉辦公室電話和手機鈴聲，以及電腦的電子郵件提醒。

　　另一個冥想的好場地是車內。克蘿伊常常參加曲棍球比賽，很多次我一邊在車上等她，一邊進行當天的冥想。你也可以在安靜的室內或健身房密閉的瑜珈室裡冥想，有些人覺得上健身房運動健身後，順道做個冥想也挺方便的。最後要說的是在戶外冥想，海灘、公園甚至自家後院都是安靜又好用的場所。記住，把握時機趕快做比在哪裡做重要得多。

　　七、手機設定勿擾模式。 不要像我上次那樣忘記關機，不要賭上自己的時間。你或許以為沒有人會一大早打電話、傳訊息或寄電子郵件給你，但你不需要承擔這種風險，尤其是在你好不容易一大早起床的情況下。此外，冥想時被嗶嗶聲、叮咚聲或鈴聲打斷，你會覺得非常不快，這一天自然沒有好的開始。幾乎所有來電或訊息都能等 20 分鐘再回，所以等你完成冥想再去處理吧。

　　八、運用冥想計時器。 不管你進行哪種形態冥想，記得用計時器，以便你的冥想有組織性。計時器可以是下載到手機裡的

APP，也可以用碼錶或傳統的廚房計時器，如此一來，你就能完全將注意力放在冥想上，避免自己分心去想已經坐在那裡多久，或是還有多久才能張開眼睛。

　　九、和別人分享你的冥想。告訴自己喜愛及信任的人你正在冥想，有助於你對這項活動感到自豪，並強化你對冥想的確信。我在冥想挑戰期間，唯一的遺憾就是沒有告訴更多朋友、同事和病患我又開始進行這項活動了。要是我有做到，就會有更大動力進行挑戰，也會鞏固我每天堅持下去的決心。我在進行不喝酒挑戰以及後續整年的挑戰時學到一個經驗：昭告親友我正在從事某個挑戰，任務就會更加真實，你也會對達標更有責任感。

　　十、對自己寬容一點。並不是每個人都覺得冥想簡單易做，對某些人來說，這是外國觀念，由於無所適從不知從何開始，想到要做就覺得焦慮。但我由衷相信任何人都能冥想，不管瑜珈大師或心靈導師怎麼說，只要你試著讓心平靜下來，就能達到目標。不要因為一時之間難以平靜就灰心，不妨學學慈悲冥想，將它用在自己身上。利用冥想的機會學習如何善待自己，容許自己有失敗的空間。冥想的基礎在於培養愛自己的能力，不是找些新藉口來打擊自己。即使你只是起心動念，還沒有付諸行動，已然成功

一半，因為在你打開心門面對自己和全新希望之際，你就已經具備了成功的決心。

4

四月 挑戰

有氧運動

我的版本

　　對於想要改善健康、外貌和心情的人來說，運動向來是最困難的挑戰。依我說，定期鍛鍊身體並非易事，必須做到生理、心理和情緒三方面自律，還要積極投入、完善規劃，懷著堅持下去的決心。我相當幸運，恰巧具備上述這些特質，因此大半輩子都保持定期鍛鍊身體的習慣。其實我很喜歡運動，說不定這才是最關鍵的一點。然而，兩年前，我決定不再從事大部分有氧運動，身為健身狂和醫師，我為每位病患開立有氧運動處方籤，到頭來卻做了這種決定，連自己都不敢置信。

　　我會這麼做，並不是因為某天起床後，忽然覺得騎車、跑步、

游泳和有氧課程對提升整體健康再也不重要，也不是因為我對這些有氧運動厭煩提不起勁。事實正好相反，我依然每週至少上健身房 5 天，對多數人來說，這簡直是驚人壯舉。

我之所以停止有氧運動，只是因為沒有達到預期效果。我幾乎每天上健身房鍛鍊，每次至少 1 小時，從事我認為相當完美的複合式有氧運動與阻力訓練，高低強度輪流交替，但我依然沒有練就一心想要的健美體態。

有一天，我去上健身課，一進教室便抓住教練克里夫·藍道爾（後來他成為我的私人教練），拜託他給點建議。我詳細說明自己每天的健身流程，他毫不猶豫地說，他認為我**做太多**有氧運動了。我很驚訝，但隨著他的說明，我赫然發現，高強度有氧運動快速燃燒體內現有肝醣（亦即儲存在肌肉和肝臟的醣），而不是燃燒囤積的脂肪。他說，若要變得更苗條，我必須做重量訓練，才能迅速消耗囤積的醣，身體會立刻調派脂肪過來支援，也就能減去頑固的脂肪。要是我想做有益心臟和腦部健康的有氧運動，他建議從事長時間但低強度運動。我聽從他的建議，不再進行耐力運動，開始練習舉重。只有在舉重前需要熱身時，我才會跳上跑步機或飛輪。

按照克里夫建議的流程運動 1 年後，我練就了更精瘦的肌肉組織，但也因此痛失有氧運動為我帶來的身心益處。我知道自己

的健康狀態沒有以前良好，以前我可以踩著 10 公分高跟鞋爬一大段樓梯，現在肺和心臟都出現不該有的沈重負擔。此外，我現在也比較沒辦法排解壓力，以前只要在飛輪或跑步機上一陣飆汗，就可以甩開焦慮。此外，我本來可以常常騎車、跑步或上有氧課程，改練舉重後，肌肉的負擔比從事有氧運動大得多，沒辦法頻繁練習。我覺得雖然已經練就夢寐以求的健美肌肉，每天的鍛鍊卻開始脫離常軌。苦練了十二個月的舉重後，對肌肉、肌腱和韌帶也造成不良影響。再說，肌肉組織不會無限制發展，到某種程度後就會停滯，這時若繼續每天練重訓，你再也不會和當初一樣看見顯著成效。

我也很懷念痛快流汗的感覺。我知道對某些人來說，喜歡流汗可能是件怪事，但我可以說一輩子都在從事某種形態的有氧運動。高中時期我打曲棍球和袋棍球，為了維持戰力，需要接受大量跑步和耐力運動。上了醫學院後，有氧運動成了最有效的舒壓方式。此外，醫學院學生和住院醫師長時間待在醫院，外加嚴重睡眠不足，動不動就生病，但多虧了有氧運動幫我抵擋各種感冒和傳染病。

我已中斷 1 年，要將有氧運動重新排進每週行程當中，聽來似乎是不可能的任務。在開始有氧運動挑戰前，我嘗試過「重操舊業」，決意要在下班後去上飛輪課或在跑步機上慢跑，但我往

往改做重訓。畢竟勞累整天後，做重訓感覺起來比較沒那麼費力。我愈來愈擔心，不知道自己能不能再次投入有氧運動。

基於上述種種原因，我決定將有氧運動列入挑戰，我深知到時一定會引起熱烈迴響。包括病患、朋友、同事和粉絲在內，所有人都表示很怕做有氧運動，就算有做也只是虛應故事，沒有達到該有的強度。多年來運動始終是我生活的一部分，但我深知對大多數人來說，鍛鍊身體簡直難如登天！上健身房或去外面跑步是不可能的任務，對某些人來說，從事有氧運動還得忍受身體的疼痛，其他人則對自己的身材感到羞恥，也有人覺得運動很無聊，或者一想到運動就禁不住緊張焦慮。除了種種顧慮，還有時間問題，我們的日常生活已經充滿各種責任和義務，我明白很多人真的抽不出時間。

我決定從事有氧運動挑戰純粹基於個人動機——為了重拾我曾經熱愛的活動，因為它對整體健康有益。但我也明白，嘗試任何形態的有氧運動對大家都有好處。因此，我決定好好規劃這項挑戰，以便任何人都能參加，不管他們目前處於何種健康狀況，或過著何種生活方式。我為自己訂下本月挑戰的目標：從事任何形態的有氧運動，幾乎每天都花 20 分鐘提升心率。想要共襄盛舉的人，我也建議他們設定這個目標。你不需要死命跑步，跑到心臟怦怦跳，也不必上健身房飆汗；你可以繞著街區快走、在客

廳隨著最愛的音樂起舞，或者為你的花圃重新播種。

我很期待展開這個月的挑戰，但也很擔心，一年多以來，除了在飛輪或跑步機上花個 10 分鐘熱身，我已經這麼久沒做有氧運動。我還擔心另一件事，在大多數日子裡，除了從事時間較長的有氧運動，我勢必抽不出空練重訓，恐怕重訓會就此荒廢。不過，我已經嚐到做伏地挺身和棒式的甜頭，知道花一點點時間就有驚人成效，我打算萬一真沒時間做重訓，就增加伏地挺身次數和棒式時間。

我在社群媒體公佈這項挑戰，願意共襄盛舉的人比前幾項挑戰少了一點。許多人表示，他們深知自己該從事有氧運動，也有人說這個運動很難，或者抽不出時間來做。顯然大家迫切需要進行這項挑戰，我也不例外。

第一週
流汗幫助我舒壓

第一天，我跑去健身房報名 45 分鐘動感飛輪課，陪同上課的是我最愛的教練茉莉・德莫。以前我會定期上熱愛的飛輪課，因為不需要自己傷腦筋，只要走進教室，教練就會帶你體驗不同轉速和模式的飛輪，還會搭配各種音樂。完成後，你會帶著滿身汗水和滿滿的腦內啡離開。有一點要注意，在紐約，騎飛輪必須

事先報名並繳費，意味著一旦你投入就沒有退路，除非你自願損失 36 美元。

我第一天刻意提早抵達教室，以便挑選後排腳踏車。以前我喜歡在前排，讓全班 70 多雙眼睛看著，我才會更賣力踩踏，收穫自然更多。但是今天，我怕自己跟不上，不希望太引人注意。

事實證明，我沒必要怕自己做不到，我熱愛這堂課每一分鐘。現在的我體能沒有去年好，也無法像以前一樣騎得那麼賣力，但我好愛回到腳踏車上的感覺，我一邊隨著音樂哼唱，一邊以自己的節奏踩踏板。結束後，全身大汗淋漓，腦內啡滿載，重訓可沒有這兩項收穫。走出教室時，我心裡想著：要是整個月都像今天這樣，我一定沒問題。

為了避免身心因枯燥而疲憊，我打算進行不同形態鍛鍊，因此隔天我決定游泳。對我來說，這比上飛輪課的門檻更高，自然需要我更加投入。我認為，游泳必須具備更強健的體魄，還要能在水中憋住氣息並前進。這項運動對精神層面也是一種挑戰，你得先換好衣服再稍微沖洗身體，才能開始游泳，有時你會覺得這個準備工作冗長又煩瑣。我還有一個很大的心理障礙，我真的很不喜歡走在溼漉漉的池邊，那會讓我覺得很噁心。

不過，幾年前，我接受鐵人三項訓練時漸漸愛上游泳，它跟我以往從事的所有運動截然不同，效果也完全不一樣。當你賣力

游了幾圈，從池裡回到岸上，你會感到全身上上下下、由內到外，每個部位都在活躍地振動。在我嘗試過的所有活動中，沒有一項和游泳一樣。

我在住家附近的健身房運動，這裡有一座三個泳道的小泳池。雖然我已加入會員多年，但從未用過這座泳池。挑戰進入第二天，我趕去健身房，換好泳衣，踏過可怕潮溼的水泥地，在池裡來回游了 50 分鐘。我將時間區分為五個段落，每十分鐘換一種姿勢，包括自由式、蛙式、狗爬式，以及裝上夾腳浮球等等，一來不會太單調，二來也能鍛鍊不同肌群。

我離開泳池時滿心暢快。以前因為太討厭游泳前的準備工作，讓我忘記在水裡多麼快樂。此外，游泳和前一天的飛輪課也完全不同，場地不是黑漆漆的教室，也沒有播放夜店音樂和懸掛舞廳彩球。此外，我的肺多年來不曾有過這麼大的負擔，而且游完後，全身上下每條肌肉都有強烈的感覺。明明都是有氧運動，但和前一天的飛輪比起來幾乎像是毫無關連，我做重訓時不曾有過這樣的體驗。

我太喜歡這一天的游泳體驗，隔天我決定繼續游泳 50 分鐘。下一天游了 50 分鐘，再下一天我在住家大樓的小健身室騎了 40 分鐘固定式腳踏車。我其實不愛騎這東西，但若時間緊迫，還是以方便為主，畢竟搭趟電梯到地下室就能開始健身。固定式腳踏

車雖然差強人意，但很難像騎動感飛輪那樣賣力。此外，自己一個人騎，既沒有課堂上各種姿勢變化，也沒有茱莉教練在前面加油打氣，我很快就覺得無聊。

第一週接近尾聲，我只做了五次有氧運動，沒有達到原定的六次目標。不過我絲毫不覺得失望，畢竟這五次都比原定的 20 分鐘還要久，何況我還設法游了兩次泳。沒有做有氧運動時，我有一天練了 1 小時重訓，早上也做了伏地挺身和棒式，我很高興自己還有時間進行阻力訓練。

更重要的是，除了冥想挑戰的那個月，我已經很久沒有感到身心如此放鬆。五次耐力運動已經發揮舒壓功效，再加上晨間冥想，宛如雙倍提振我的情緒。我也意外地發現，全身肌肉變得更強健，不限於重訓鍛鍊的部位。我本來就很好睡，本週剛過一半，我才做了三次有氧運動，已能睡得更香更甜了。

第二週
在旅途中以其他方式鍛鍊

第二週頭一天，我在大樓健身房騎了 1 小時無聊的固定式腳踏車。自從開始有氧運動挑戰，這是時間最長的一次，但因強度太低，根本不具挑戰性。我只覺得無聊，彷彿僅僅為了運動雙腿而騎。儘管如此，我還是很高興自己抽空完成當天的鍛鍊。

隔天，我還是騎腳踏車，這次持續 45 分鐘，我打算晚一點上健身房練重訓。這是個難得的日子，因為不需要看診，有閒工夫在一天內做兩項運動，對我來說簡直是奢侈的享受。雖然騎固定式腳踏車不是什麼令人難忘的運動，我一整天還是覺得很高興，因為有機會稍微促進腦內啡的分泌，還可以體驗重訓過後女漢子氣魄大爆發的快感。

　　這一週剩下的日子我都要去洛杉磯出差。啟程當天，我決定不做任何運動。我由衷相信大家都需要每週停止運動一天，我的決定是一種下意識反應，並非事先規劃。我發現自己忙著工作或出差時，很難抽出 20 分鐘空檔上健身房。

　　話又說回來，前往洛杉磯有個好處，我會連續幾天住在同一間飯店，附近就有動感飛輪教室，而且走幾步路就到了。一想到這裡的飛輪課與我習慣的紐約課程有所不同，可以接觸整組全新教練與訓練模式，我感到無比雀躍，出發前便報名了抵達當天的課程，教練是動感飛輪洛杉磯團隊中我最愛的愛德華‧帕戈。

　　幾個月前我曾在洛杉磯教室上課，這次再度造訪，我發現它一點都沒變，依然和記憶中一樣。在大樓健身室騎過平淡的固定式腳踏車後，來到新教室真令人興奮，課程本身同樣令人印象深刻，最後我帶著滿身汗水和滿滿的腦內啡離開。我決定接下來 2 天都上動感飛輪課，直到回紐約為止。

回家後，我用 50 分鐘的游泳總結本週挑戰，騎了 1 週的腳踏車和飛輪後，這是為了避免單調不可或缺的變化。我總共進行六次有氧運動，外加一次重訓，感覺相當美妙。儘管本週出差行程緊湊，我依然設法完成多樣且富於變化的有氧運動，包括三堂高強度飛輪課、兩次低強度固定式腳踏車，還有一次游泳。

到了週末，我發現自己比前幾週更有活力。除了進行冥想挑戰那個月，我的壓力比先前都還要輕。有趣的是，我覺得自己也變得更苗條了，彷彿全身肌肉更加緊實，腳步更為輕盈。由於暫停定期重訓，我也覺得身體變得更柔軟，做事更有效率。我無法理解，為什麼我當初要中斷有氧運動？

第三週
愛上有氧運動並養成習慣

歷經整週密集工作和出差，外加 7 次健身運動，我累壞了，身心需要好好休息。我覺得應該停下腳步，喝上一杯（我確實喝了一杯酒，但沒有過量，多虧了 1 月的不喝酒挑戰），下班後不要再上健身房。因此，第三週開始，我首先休息 1 天，並報名隔天的動感飛輪課，確保自己在短暫休息後立刻回到正軌。

我喜歡上動感飛輪課，騎固定式腳踏車也不算太壞，但我知道自己一直在逃避另一項預計要做的運動——跑步。我和許多人

一樣，對跑步又愛又恨。接受鐵人三項訓練期間，我常常跑步，也熱愛跑步，直到我得了阿基里斯腱炎才中斷。自從腳受傷，我只要跑步，阿基里斯腱炎就會發作，儘管我已學會緩解傷勢，比如只跑短程，或改在跑步機上跑，比在柏油路面或水泥地上跑的傷害更小。此外，跑步對我來說沒有騎腳踏車或飛輪輕鬆，它所需的生理要素恰巧是我缺乏的。

但我依然想再度嘗試，於是在荒廢多年後，我從有氧運動挑戰第三週開始恢復慢跑，首先在跑步機上跑 35 分鐘，以 1 分鐘慢跑、1 分鐘快走的模式輪替。事後，我覺得很棒，比起上動感飛輪課，跑步更喘，腦內啡就算沒有更高，至少也有同等水準。更棒的是，我的阿基里斯腱一點都不痛。

在這次有氧大爆發後，隔天我在大樓地下室騎了 45 分鐘腳踏車，強度低到我可以邊騎邊回電子郵件和訊息。我通常不喜歡這樣，運動健身時，我只想專心鍛鍊身體，不碰任何工作。但我覺得能夠一心二用也不錯，總比無聊地騎完還要好，至少還能利用這段時間了解病人最新狀況。

為了彌補這一天懶散的運動模式，隔天我練了 1 小時重訓，接著在跑步機上或跑或走了 40 分鐘。透過有氧運動，我覺得自己比去年更有活力，身材更苗條，但我依然懷念重訓，懷念推舉重物後那種雄赳赳氣昂昂的美好感受。

隔天，我原本打算報名動感飛輪課，可惜時間配合不上。不可否認，我是個挑剔的人，在紐約動感飛輪教練團隊中，我只喜歡上詹姆斯‧傑洛特和茱莉的課，如果沒有他們的課，我通常不會考慮其他人。但我不想回去大樓地下室騎那台腳踏車，因此我決定上常去的健身房，在單獨設立的飛輪室裡自己騎。抵達現場後，整個地方只有我一個人，我就這樣經歷了一次無比美妙的體驗。一個人待在環繞鏡子的運動場所中，我覺得宛如頂尖運動員在自家健身室裡，可以靜靜欣賞自己一邊飆汗，一邊進行超高強度運動。我騎了 1 小時，一開始聽音樂，後來改聽 Podcast 的節目，這是我第一次在健身時收聽 Podcast。

　　我以第三度上跑步機結束本週，這次跑了 30 分鐘，我再度迷上跑步，不想停止。本週末我會陪克蘿伊打曲棍球賽，到時要耗費大量腿力，要不是怕阿基里斯腱舊傷復發會耽誤週末行程，我今天會在跑步機上待更久。

　　本週進入尾聲，我又驚又喜地發現，這個月到目前為止，我竟然有本事做這麼多有氧運動。不敢相信我可以游泳、跑步和騎車輪流交替，甚至有時候還能練練重訓。不過我也承認，自己沒能抽出更多時間練重訓，我知道接下來的挑戰會是如何把有氧運動和阻力訓練排進每天的行程當中。

第四週
找出讓身體變得更好的祕訣

　　最後一週的第一天，我在大樓小健身室騎 30 分鐘腳踏車，我稱它為「熱身操」，就當作是迎接本週有氧運動的準備工作。這一天相當忙碌，我覺得騎固定式腳踏車不能滿足身心需求，但它畢竟也是一種健身方式，還是可以燃燒熱量，對身體有一些好處，總好過抱著筆記電腦坐著，或是把時間浪費在社群媒體上。

　　我深知自己需要更令我振奮的運動，隔天我又回到健身房的飛輪室。這次我騎了 1 小時，全程收聽 Podcast。這是全新嘗試，以往我運動時習慣聽音樂，未曾想過聽有聲書會令我振奮。而現在，我聽了一段葡萄酒雜誌《酒癮》（Wine Enthusiast）的有聲書，愛得不得了。我甚至沒注意到騎了多久，直到低頭看錶才知道已經過了 1 小時，由此看來，健身是最適合一心二用的活動，這個新發現真令我高興。

　　接下來我回去上動感飛輪課，打算從事高強度有氧運動。在連續 2 天滿身大汗加又痠又痛的課程結束後，我對自己的本領頗為自豪，從大幅強化健康及促進身材苗條的高強度動感飛輪，到保持健康狀態及燃燒熱量的低強度固定式腳踏車，不管是費力的或輕鬆的運動，我都能應付自如。

　　這是本月最後一個週末，我安排滑雪行程，生平第一次嘗試

雪鞋。不敢相信我這個門外漢可以玩得這麼高興，本來以為會一直滑倒，但當身體面對這項超高難度的活動時，竟出乎意料地順利，本能地做出適當反應。雖然天氣很冷，我整整 1 小時氣喘吁吁又滿身大汗，儘可能迅速移動雙腳，以免陷進雪裡。置身在冬日萬籟俱寂的森林中，眼前美景給了我十足動力。

為了圓滿結束本月挑戰，隔天我決定去玩高山滑雪，這是我為有氧運動挑戰所能劃下的最完美句點。我已經多年沒有滑雪，不曾學過那些酷炫的障礙技巧。雖然技術和裝備都有點落伍，但經過連續 4 週的耐力運動後，我的體格和狀態都變得更好，在山上滑個幾小時絕對沒問題。

月初開始有氧運動挑戰時，我很擔心自己的體格會變成什麼樣子。但到了月底，我發現體重輕了 3 到 5 公斤，而且這段期間我非但沒有節食，反而吃了許多無花果火腿披薩（每當我容許自己吃碳水化合物，就會選擇這道美食），打破了多年來的慣例。

我也感到精力比以前多了至少 15%。謝了，動感飛輪！我的睡眠品質依然很好，腦子也因而更加靈敏。此外，我覺得自己比單練重訓時更健康，大腦、肺部、心臟、皮膚和各個器官都獲益良多。最重要的是，這次挑戰讓我想起一個遺忘已久的道理：每個人都需要做有氧運動和重訓，以便保持健康和苗條。只做其中之一不是王道，無法讓你擁有完美身體，就像人生當中所有事物

一樣，你必須同時兼顧有氧運動和重訓，採取均衡且適度的做法，才能得到你想要的身心益處和體態美感。不管你具有何種體型或身材，唯有健康的身體才稱得上完美。

有氧運動的科學根據

你可能早就知道，有氧運動對健康是不可或缺的。身體是為了活動而設計，必須活動才能讓它發揮最佳功能。現代人不需要追趕獵物，頂多走一趟商店就買得到食物，在缺乏活動的情況下，我們罹患癌症、心臟病、中風、關節炎和其他疾病的風險比古人大多了。培養運動習慣或許很難，但若日常生活缺乏有氧運動，恐怕會導致體重增加、肥胖，以及皮膚和頭髮出狀況。只要你提升心率，多流點汗，就能獲得以下這些意想不到的好處。

▌ 不做有氧運動對健康的危害恐怕和吸菸一樣

很多注重健康的朋友、病患和同事對抽菸感到恐懼。但當中許多人完全不做有氧運動，或者做得不夠。研究顯示，這對你的整體健康危害程度和吸菸一樣大。事實上，根據《刺胳針》（*The Lancet*）2012 年的研究報告顯示，缺乏活動導致的全球死亡人數甚至可能跟吸菸一樣多。這是因為有氧運動經證實能降低罹患幾

乎所有慢性病的機率，包括定期上健身房、遛狗，或從事大量耗費體力的家務。正因如此，研究顯示，運動的人比不運動的人長壽。此外，經常活動的人晚年生活品質也較好，和那些沒有定期運動的人比起來，他們不僅較少受慢性疼痛所苦，日常生活也比較多樂趣。

▌ 提升心率會讓你隔天早上起床變得更聰明

有氧運動對大腦有不可思議的益處，不僅能降低阿茲海默症、帕金森氏症和早發性癡呆症等認知功能疾病，也可以增加海馬體的體積，進而提升學習力和記憶力。研究顯示，定期做有氧運動的人比只做重訓或完全不動的人記憶力更好。此外，若胰島素分泌過多，或者身體出現系統性炎症，都會影響認知功能，有氧運動能刺激新的腦細胞生長，進而降低二者的發生機率。研究也發現，在痛快流汗地運動後，人的專注力將在後續 3 小時上升，大腦處理事務和理解新觀念的能力也會一併提升。

▌ 擔心罹患乳癌？用爆汗運動降低機率

我有許多病患擔心自己會得乳癌，這並不算杞人憂天。想要不被乳癌找上，最好的辦法就是定期運動。研究顯示，定期運動能降低 40% 乳癌發生率。事實上，根據《加拿大醫學協會期刊》

2017 年的研究報告，乳癌患者從事有氧運動是避免復發的最佳方式，甚至比改變飲食還要有效。有氧運動之所以具有驚人功效，因為它能降低雌激素濃度，並減少對雌激素敏感的乳房組織。運動還能降低胰島素，縮小脂肪細胞，減少癌細胞增長的機率。

▌ 運用健身房治療高血壓和高血脂

　　三分之一美國人血壓過高，還有三分之一美國人血脂過高，以致全國男男女女都在吃藥。為了保命，吃藥是恰當又必要的手段。然而，只要改變生活方式，例如從事有氧運動並健康飲食，就能大幅改善高血壓和高血脂。面臨這兩種疾病的威脅時，應該先改變生活方式，之後再考慮服用處方藥。

　　不可諱言，高血壓和高血脂不一定是受到飲食或外在行為影響，遺傳及其他內在因子也可能成為病因，但大多數高血壓和高血脂依然可以透過運動來預防。事實上，梅奧醫院（Mayo Clinic）表示，經常活動對於降低收縮壓的效果和某些藥物一樣好。同樣的，2012 年《刺胳針》刊登一項研究，指出在 1 萬人的實驗中，沒有服用降血脂藥的健康人士與服藥但沒有運動的人士比較之下，因心臟病致死的機率少了 50%。問題在於，大多數人寧可吃藥也不願意上健身房運動。

　　北卡羅萊納大學教堂山分校（University of North Carolina at

Chapel Hill）最近發表一項研究，指出只有 12% 美國人血壓、血脂、血糖、三酸甘油脂和腰圍等心血管疾病指標正常。換句話說，我們的「代謝」成績非常差。常運動是所有人對抗心血管疾病的良方，哪怕你還沒有罹患高血壓或高血脂。

▌ 為什麼沒做有氧運動就不可能苗條健康？

雖然我曾經聽過錯誤訊息，但有氧運動確實是減重和苗條的有效方式。我的教練表示，阻力訓練讓肌肉變強壯，增加肌肉線條，做太多有氧運動反而會妨礙減重，他說的完全正確，但任何人若想迅速減重，並且避免復胖，還是要靠有氧運動。它不僅能大量消耗熱量，促進新陳代謝，還能提升身體找出並燃燒脂肪的能力，甚至可以逐漸縮小脂肪細胞。根據我的經驗，想要減重及獲得或維持苗條身材，最好的方式就是同時進行有氧運動和阻力訓練。

▌ 稍微流點汗立刻變年輕

有氧運動除了讓你更苗條、更有活力，還可以抹去外貌和心靈的歲月痕跡，不僅僅因為它能預防疾病。研究顯示，有氧運動還能逆轉細胞老化，並刺激皮膚細胞改變，讓你看起來比實際年齡更年輕。麥克馬斯特大學（McMaster University）2014 年的研

究顯示，40 歲後開始運動的人，表皮細胞和深層皮膚細胞都比同齡人士更接近 2、30 歲的狀態。耐力運動也能增加皮膚的血流量、含氧量及養分，進而改善皮膚健康、彈性和外觀。

▍有氧運動或許是最有效的安眠藥

我有很多病患飽受睡眠問題所苦，其實這當中絕大多數都可以藉由多活動來改善。美國國家睡眠基金會表示，只要定期進行短短 10 分鐘有氧運動，就能大幅提升入睡速度並穩定睡眠。有氧運動不僅能增進睡眠品質，維持正常睡眠時間，還能減輕身心壓力與疲勞。多項研究甚至指出，有氧運動對於失眠症有很好的療效。如果你有睡眠問題，不妨早上或下午做做運動，研究顯示，睡前從事有氧運動反而會讓人睡不著。

你可以這樣做

對許多讀者來說，本月挑戰將是全年挑戰中最難的一項。體力活動本來就不是件易事，再加上人往往對鍛鍊體能心生恐懼，這種恐懼心態幾乎比運動本身還要難以應付。事實上，當你結束騎車、健走、慢跑或有氧運動課程時，心情將會無比振奮。長期運動下來，將更容易感到歡快，也會更樂在其中。你說不定會發

現自己跟我一樣深深愛上了有氧運動。以下是十種持續進行本月挑戰的方法，幫助你把有氧運動從偶一為之改為每天的嗜好。

一、**開始時不妨告訴自己：有做總比沒做強**。如果你剛開始投入運動，熱情滿滿固然很棒，但要是你每天慢跑一個鐘頭，1週跑 6 天，你很快就會失去熱情，或者不小心受傷。記住，任何有氧運動都比沒做強，當你不想出門，哪怕只是到外面健走個 20 分鐘也好。真的完全沒有動力時，不妨告訴自己，做個 5 分鐘運動就夠了。一旦你走出家門，或者進入健身房開始運動後，活力會漸漸增加，這時你很可能會決定做久一點。

二、**找到自己喜愛的運動項目**。每個人的心臟先天條件都不一樣。如果你不愛有氧運動，可能是因為你還沒找到適合自己的項目。我喜歡游泳、慢跑、騎車和動感飛輪之類的有氧課程（然而，我的銀行戶頭可能不會喜歡，不過我告訴自己，健康值得投資）。我有些朋友雖然喜愛鍛鍊體能，但絕不願涉足健身房，寧可到戶外健行、騎車、栽種花木或散步。其他人則喜歡跳舞、打拳、加入當地成人運動隊、跳繩，或是在家跟著影片做運動，甚至有人到校等孩子放學時爬運動場階梯。如果你已經有中意的有氧運動，那就太棒了，如果沒有，不妨多方嘗試健身房、運動課

程、戶外及室內運動。不要怕跳脫框架，不妨勇於嘗試新興有氧運動，比如國標舞、壁球、直排輪，或者水中有氧運動。

三、**事先規劃**。改變生活方式時需要事先規劃。剛邁入本月挑戰時，我將第一週行事曆列印下來，像研究地圖般努力找出每天運動的時間，仔細衡量我是否有足夠時間來回動感飛輪教室，或是在大樓小健身室運動會比較保險。事先規劃當天的運動項目，我才會知道上班前到底該準備好健身袋，還是要帶上泳衣。

如果你不像我必須大清早趕上班，最簡單的做法是早上運動。如此一來，不管你當天如何度過，比如加班到很晚，或者下班後去狂歡，或者只是因為漫長的一天令你筋疲力盡，總之你已經做完當天的有氧運動。研究顯示，比起那些在其他時間運動的人，早上運動的人較能保持規律及長期運動習慣。

四、**挑幾個項目輪流進行**。要是我只挑跑步、游泳或騎車其中一項來做，一定會覺得這個挑戰難以持續。當你有了數種選項，就不會覺得枯燥而提不起勁。相同道理也可應用在運動時間和強度。別指望你有本事每天都做 90 分鐘軍訓健身或高強度跑步，你也不該這麼做，因為身體在長時間、高耐力或高強度訓練後，需要休息超過 24 小時。同時，你也不應該一直從事低強度運動，

這樣身體很難健康起來，也會拖累減重速度。

五、培養責任感。我在本月的有氧運動挑戰中，之所以常去上動感飛輪課，是因為責任感。一旦報名後，我就不可能蹺課，因為我已經付了 36 美元，就短短的 45 分鐘來說，這個價位可以說相當昂貴。再說，一旦進入教室，我不會當著教練和其他學員的面半途而廢並離開。話又說回來，團體運動課程並非培養責任感唯一方式，你可以約朋友一起晨跑，或者和同事利用午休騎車。如果你是那種花了錢就不能浪費的個性，可以藉此激發動力，不妨加入健身房，或者在小型健身工作室報名一系列課程。

六、利用社群媒體。我本身並不需要特別激發鍛鍊身體的動力，畢竟我幾乎天天都在運動，但若要重拾有氧運動，我還是需要助力。因此，我告訴朋友和社群媒體上的粉絲，我正在進行有氧運動挑戰。此舉不但讓我更有責任感，推特也出現一些鼓舞激勵的回應，每當我覺得床的吸引力大於腳踏車時，我就會去瀏覽這些訊息。我強烈建議你也將自己的目標和每天運動的細節分享在社群媒體上，朋友們說不定會共襄盛舉，或者也開始分享他們的運動進程，這樣就能激勵你上健身房。社群媒體也能幫助你找到新的鍛鍊模式、不一樣的運動項目，以及激發動力的小祕訣。

七、**記錄過程。**寫下自己每天從事哪一種有氧運動以及花費的時間，為目前的成就留下可供查閱的記錄，如此將能激發你堅持下去的動力。我在紙本月曆上寫下每天鍛鍊的形態和時間，以便掌握進度。我認為有時候自己甚至是單純為了做當天的記錄才勉強去運動。如果科技能讓你產生更多動力，有大量應用程式可供你追蹤進度，或者和朋友或其他團體做個比較，你就會覺得運動路上有很多志同道合的夥伴。

八、**設定具體目標，好比參加比賽或專精一項新運動。**有些人設定具體目標後更提得起勁運動，比如參加 5 公里賽跑或迷你鐵人三項，或者學會新運動或完成一項壯舉，例如學習衝浪或減掉 5 公斤體重。為了讓你的挑戰達標，請謹慎考量，挑選最適合你的項目，若想從事新運動，或為自己或慈善目的參加賽事，可以考慮跑馬拉松。也可以設定為了某個特殊場合而減重的目標，好比渡假或聚會。不妨找個私人教練，或上網搜尋訓練課程或其他資源，以便達成目標。如果你的目標是減重，不妨同時進行有氧運動並調整飲食，比如不碰加工食品及少吃甜食，以便持續挑戰，有效達標。

九、**以音樂搭配運動。**我向來熱愛一邊鍛鍊一邊聽音樂，而

且從沒想過嘗試別的，直到進行有氧運動挑戰，我開始在騎飛輪時聽 Podcast。Podcast 或有聲書不是音樂，而是一段敘述或對話，可以幫助你在運動期間轉移注意力，時間就會在不知不覺間溜走，你不會一直想著運動多麼累。我聆聽知識類 Podcast 時，主題不管是葡萄酒或嚴肅的政治或歷史，我都很高興自己能在促進身體健康時一併提升心靈層次。

十、為了你的 IG 個人專頁做運動。到風景優美的地方騎車、嘗試舞蹈課或奪旗橄欖球等新運動、從事越野跑步、健行，甚至是在園裡採收作物，這些都是刊登照片的大好時機。在社群媒體上分享你的有氧運動照片，讓你更重視這項挑戰，還能激發更多動力，助你堅持下去。我總是在 IG 上張貼自己鍛鍊的照片，也從網友的回饋中獲得大大的鼓舞。

5

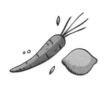

五月 挑戰

少肉多蔬果

我的版本

我對於蛋奶素、全素、海鮮素和基於各種理由不吃肉的人，向來頗為好奇。身為醫師，我深知許多科學研究都指出，以素食為主的飲食可以大幅降低心臟病、大腸癌和乳癌的風險。但從私人角度來看，我很想知道為什麼有人會選擇吃素，以及他們都怎麼解決三餐。

我自認日常飲食向來面面俱到，每餐都攝取動物性蛋白質，早餐吃蛋和培根，午餐吃帕馬森起司雞肉或燻鮭魚沙拉，晚餐吃壽司、豬肉或不用麵包改以生菜包裹的漢堡，搭配沙拉。我去年才發現，這樣的飲食缺乏各種蔬菜、水果、豆類和其他植物，這

些食物提供健康所需的各種養分和抗氧化物。簡單來說，我只有吃沙拉時才吃到一點花椰菜、甜菜、球芽甘藍、柑橘類、番薯、四季豆、羽衣甘藍、奇亞籽、毛豆等等，這樣你就知道問題出在哪了。

當我告訴克蘿伊，我正在考慮下個月進行素食挑戰，她嚇壞了，隨即強調要是我沒有擬定完善計畫就完全放棄肉食，不但會流失肌肉，還可能因為以大量碳水化合物取代蛋白質，反而變得更胖。她還說，我也有可能蛋白質攝取不足，導致體重減輕。這樣看來，不是發胖就是過瘦，似乎沒有一個結果是好的！我知道她說得沒錯，我必須擬定每天的飲食計畫並嚴格奉行，以確保從素食中攝取足夠蛋白質。我雖然對吃素感興趣，但想到要付諸行動就怕怕。當初決定從事一整年挑戰時，前提是不需要大幅改動日常生活習慣，但吃素似乎沒有那麼簡單。

所以，我決定改變方式，去除飲食中最不好的動物性蛋白質，也就是紅肉。科學研究顯示，吃太多紅肉會增加罹癌風險。這個決定對我來說並不容易，因為紅肉向來是餐盤裡的主角，住在紐約這幾年，我最愛外帶的就是牛小排和墨西哥烤牛肉。除了不吃紅肉，我也下定決心要吃更多蔬食，目標是大範圍攝取水果、蔬菜和豆類。

開始挑戰前，我有些擔心，畢竟有生以來很少大幅改變飲食

習慣，因此任何調整對我來說都算大事。動物性蛋白質也比蔬菜水果讓人更有飽足感，紅肉尤其如此，我很擔心，萬一這個月每天都吃不飽，到了下個月食欲會增加。話又說回來，我其實也很高興能嘗試新事物。現在的心情就和進行不喝酒挑戰及伏地挺身與棒式挑戰一樣，一想到踏出舒適圈能讓身體變得更好，我便巴不得這個月趕快開始。

第一週
熬過不碰某類食物的過渡期

我第一天按照慣例，早餐吃蛋，午餐吃烤雞肉加蔬菜沙拉。我知道這種吃法了無新意，但我不想改吃巴西莓或羽衣甘藍肉餅，不想一下子大幅改變飲食習慣，否則我可能還沒開始就決定放棄。

當天晚上，我前往波士頓訪友，我們上里戈海鮮餐廳（Legal Sea Foods）享用晚餐。我坐下來，打開菜單——燉牛小排就這樣出現在我面前！儘管置身全球知名海鮮餐廳，我仍然只想吃牛小排。它的出現令我驚覺，原來不能吃自己熱愛的美食反而令我更加渴望它。部分原因是我沒料到今晚會在海鮮餐廳看到這道菜，早知如此，我會做好心理準備，就像 1 月不喝酒時，我對於紐約各家酒吧和餐廳菜單上的酒早有了心理準備。而現在，我只能深

吸一口氣，點了龍蝦搭配壽司，不想再去看菜單上有沒有蔬菜類。放棄牛小排已經夠折磨人，我不想再點奇怪的瑞士甜菜沙拉，不需要再用我不愛吃的食物增添傷害。

雖然第一天不太如意，接下來一、兩天倒是挺順利的，再也沒有餐廳菜單擺在面前誘惑我，令我驚恐不已。不過，我發現自己再度陷入當初進行伏地挺身和棒式挑戰的天人交戰，為了說服自己實現本月目標，自我和理智又開始出現攻防戰。我不斷提醒自己不能碰紅肉，感覺像是被剝奪了什麼，反而讓我更渴望紅肉。又過了1、2天，本週即將結束，晚上我再度外出用餐，看見菜單上的菲力牛排，忽然覺得非吃不可。不過，我深知這只是自己精神錯亂，我幾乎從來不點菲力牛排這種東西！大腦真愛和我們的偏好玩遊戲，要不是我淪為被大腦玩弄的犧牲品，說不定會覺得這個發現挺有趣的。

我開始把注意力放在能吃的東西上，也就是該多吃哪些蔬果，幾天後漸漸克服那種剝奪感。同時，天上掌管素食的眾神也決定賜福予我，助我在網路上找到一家名叫「每日豐收」（Daily Harvest）的外送公司，他們專門販售有機蔬果製成的前菜、飲料和湯。這完完全全符合我的需求，食品看起來很美味，前菜價格合理，沒有額外添加糖或加工垃圾食材，而且方便快速（是代替外帶的好選擇）。多年來我不曾在飲食中攝取多樣化蔬菜，現在

他們能為我提供泡菜、花椰菜、紫玉米、綠扁豆和奇亞籽。我為第二週訂購了湯和前菜，總算為多吃蔬果找到妥善安排。

在等待產品運送期間，我開始在飲食中加入更多蔬果，早上以莓果搭配蛋，中午的沙拉換成蒸蔬菜。雖然了無新意，但你也知道，我在從事挑戰時相當重視循序漸進，本月自然也不例外，這些改變讓我覺得自己確實朝著對的方向邁進。

到了週末，我感到整個人更清爽，改變雖然不算大，但我覺得身體更加輕盈，尤其是腹部周圍。我也不再想吃複合式碳水化合物，總算不用再擔心害怕，特別是我依然持續做有氧運動，進一步幫助我降低食欲。此外，我沒有不小心吃下不該吃的，也克服了剝奪感，我現在明白，這是每個月進行挑戰的必經過程。今年到目前為止，我已順利完成數個挑戰，我知道一開始面臨一些壓力很正常，只要能熬過頭幾天，接下來的日子裡我會更投入、更有動力。

第二週
攝取更多蔬果有利減脂

我現在的飲食變得很豐富，請準備好迎接震撼彈……或許也沒那麼誇張。我幾乎每天都會吃雞肉，雖然不怎麼愛它，但不碰紅肉後，我覺得自己需要加倍攝取其他動物性蛋白質，以防身體

日漸衰弱。我知道這種擔心並非根據事實，只不過是一種心理作用，但我目前尚未找到可以代替紅肉的高蛋白蔬菜，其他肉類也不像牛肉那樣深得我心。

不過，本週過了一半後，情況出現變化。那天下班後，我在住家附近找到一家小超市。我當時餓壞了，在架上搜尋可吃的東西，忽然看見煙燻鮭魚，這不是我平常習慣吃的食物。我買了一份，回家後，將奶油起司撒在一片鮭魚上面，然後捲起來吞下肚，我立刻愛上了它。這種吃法比單吃雞肉的蛋白質更多，油脂也更健康，更別提口感還更好，而且更有飽足感，帶午餐便當或當點心也更方便。這種情形宛如當初做棒式時，忽然發現音樂可以轉移注意力，讓我的挑戰更上一層樓。

隔天，「每日豐收」送來包裹，我覺得自己宛如小孩過聖誕節，拆開一碗又一碗冷凍花椰菜泡菜、蘑菇蘿蔔薑湯、抹茶奶昔與蘑菇可可奶昔。隔天我帶著湯去上班，聖誕節立刻變成新年，這碗湯超級美味又有飽足感。我向來不愛喝湯，它既不吸引我，也不能餵飽我，但「每日豐收」的蘑菇蘿蔔薑湯又香又好喝，還能滿足食欲，我直到傍晚才又覺得餓。

本週接下來的每一天，我上班都會準備一碗湯當作午餐。這麼做等於改變遊戲規則，我不僅沒碰紅肉，甚至根本沒吃動物性蛋白質，吃的都是各種各樣蔬果，這是我以前不曾有過的飲食形

態。一碗湯裡包含海藻、靈芝、紅藻、胡南瓜和菠菜，當中有些東西我聽都沒聽過！喝了這碗湯，我不需要像以前一樣吃帕瑪森起司雞肉，花費更省。此外，這湯低熱量又高纖，我簡直像是在 5 月裡過聖誕節（或光明節）！

幾天後，我晚餐試吃花椰菜泡菜，感覺一樣好，既有飽足感又好吃。有了這些食品，我甚至沒再想起牛小排或漢堡，更別提雞肉、火雞肉或豬肉。我認為，本月挑戰總算有了穩固基礎，我很期待繼續發掘並嘗試新食品。我將這次挑戰的目標設定為多吃蔬果，種類要儘可能多樣化。老實說，自我照顧從來沒有這麼「好吃」過！

我一邊擔心少吃肉會帶來負面效應，一邊開心地發現，第二週即將結束時，我的體重比月初輕了 0.5 公斤。減重並不是本月挑戰的目標，但就像冥想和有氧運動挑戰，它成了美妙的副作用。我也覺得脹氣較少出現，腳步也變得更輕盈。

第三週
不吃肉擺脫脹氣

到了月中，我終於頭一次被輕率擊敗。那天晚上，克蘿伊在我們最愛的墨西哥餐廳訂購外帶食品。這家有全城最棒的墨西哥烤牛肉，我們母女倆心照不宣，常常不是她就是我會點這道菜。

究竟是疏忽，或者克蘿伊壓根忘了我正在進行不碰紅肉的挑戰，我還來不及提醒她，兩份香辣可口的墨西哥烤牛肉就這樣出現在門前，於是我搞砸了。

這次，不再像之前忘記冥想或漏做伏地挺身及棒式，我是刻意決定要吃下這份烤牛肉，也就是說，這是意識在百分之百清楚的狀態下做的選擇。我首先給自己打了一劑強心針：我不會為此感到愧疚，我非常清楚自己在做什麼，這是刻意製造的疏忽。提醒自己一番後，我才拿起叉子開動。接下來 2 週，我又要邁入無紅肉生活，這盤烤牛肉嚐起來格外美味。

事後，我立刻開始分析，心情有沒有受到這件事影響，或者出現素食者長期不碰葷而突然吃肉的生理反應。心裡的科學家跳出來，經過一番比對後，我發現自己的身心沒有任何變化，或許是因為我剛進行兩個多禮拜，新標準還來不及成形。身為科學家，沒看到副作用固然令我失望，但身為肉食主義者，很高興這次「突襲」紅肉的經過並不可怕，也沒有演變為災難事件。

為了彌補這次疏漏，本週接下來每頓晚餐都是花椰菜泡菜，再加一份炒蛋，增添滿足感。既然吃了炒蛋，我認為不管是有憑有據的擔心也好，沒來由的窮操心也罷，一概都免了，我不會因為不碰肉就缺乏蛋白質。

天天吃這種半成品，我驚覺素食計畫讓我遇上前所未有的情

形，現在的我吃的東西類似糊狀物，幾乎不需要咀嚼！湯本來就是直接喝的，但不費力就能下肚的還有我訂購的醃漬蔬菜、朋友們點過的素漢堡、在網站上看到的豆腐和豆製品，以及各家餐廳風行的穀物雜燴。當你吃牛排或牛小排時，為了順利吞下肚，必須充分咀嚼好一會兒，但那些素食都很好吞。相較之下，連小寶寶都可以吃我的花椰菜泡菜（當然，其中的辣椒除外！）。

　　咬碎與咀嚼之類的動作讓人覺得滿足，我決定要做些事來彌補，免得因為很少咀嚼而懷念吃肉。於是我買了胡蘿蔔和芹菜棒搭配泡菜，或者與鷹嘴豆泥互搭，當作下午點心。結果證實，這個小改變有了大功效，讓我這張已經開始懷念咀嚼的嘴巴重新獲得滿足感。

　　到了這個階段，毋庸置疑，我的腹部明顯平坦，體重稍微減輕，脹氣也大幅改善。我並沒料到短短幾週就有這麼多功效！就生理層面來看，比起上個月進行的有氧運動，不吃肉顯然容易得多。我會這麼喜歡每個月的挑戰，正是因為每次都能有意外發現。除非我開始挑戰一陣子，否則永遠無法知道或預料身、心和情緒各層面會如何改變。到目前為止，我真心喜歡少肉多蔬果帶來的成果。

第四週
重新訓練大腦做有益健康的決定

終於進入最後衝刺階段，但我一開始便發現，事情沒那麼簡單。有一天，我在最愛的墨西哥餐廳用餐，服務生過來點菜，我按照慣例點了墨西哥烤牛肉（我知道，當你看到這裡可能會開始懷疑，我到底是為什麼那麼愛吃這道墨西哥菜！）。

話還沒說完，我猛然打住，隨即改點章魚墨西哥捲餅和起司餡餅佐櫛瓜花，不得不感謝紐約飲食的多樣化選擇。儘管我成功攔阻自己重蹈覆轍，還是很懊惱，為什麼大腦會一直不受控制。難道我真的被習慣綁死，改不掉下意識點餐的毛病？畢竟我都已經要了菜單，就算兩眼盯著它，還是點了再三告誡自己不可以碰的那道菜。

身為科學家，我很喜歡研究人類的行為，深深覺得「積習難改」這件事挺有意思的。我們是否真的透過自主意識慎重選擇日常飲食？或者我們所謂的偏好只是習慣使然？我們有多少生活上的決定都是未經大腦、不假思索就做出的？為什麼會如此呢？是不是因為我們總是匆匆忙忙？還是大腦早就因為應付繁雜瑣事而超載，使得我們沒有閒工夫去思考和選擇？有沒有可能根據自我意識和真實需求，重新訓練大腦做有益健康的選擇，而不是基於習慣？沒錯，吃了一頓墨西哥美食後，我想的全是這類問題！

這層領悟相當有趣，卻無法阻止我幾天後再度發生「破功」事件。眼看這個月只剩下 2 天，我居然在一家餐廳點了肉丸子，這回跟上次一樣，也是刻意的決定。

　　我當時正出差，在一家牛排館（不是我決定的）用餐，菜單列出的開胃菜有看起來很美味的肉丸子。我仔細斟酌，試著考慮點其他前菜，接著我對自己說，反正再過 2 天挑戰就會結束，現在或是 48 小時後吃肉丸子不會影響實驗結果。此外，我打算將少肉多蔬果挑戰延續到下個月，換來理直氣壯吃肉丸子的權利，看來大腦遇到想要的東西時，就會使出高明的合理化伎倆。

　　雖然第四週再度「出包」，到了月底，挑戰成果依然令人嘖嘖稱奇，體重計上的數字少了一點，但更重要的是，我覺得自己更加健康，而且完全擺脫脹氣。不碰紅肉並沒有預料中那麼難，我還找到更香、更有飽足感又更營養的食品，以後這些食品都會列入日常飲食規劃中。事實上，正如 1 月不喝酒挑戰，我很期待將少肉多蔬果挑戰延續到下個月。墨西哥餐廳的教訓讓我領悟到，我可以有意識地挑選食品，不需要被習慣制約。我愈刻意採取健康飲食，這些選擇就愈容易成為下意識反應。日子一久，更健康的飲食選擇就會變成一種日常習慣。

少肉多蔬果的科學根據

適量食用牛肉、羊肉、豬肉和小牛肉等紅肉不會危害健康，紅肉富含蛋白質與血基質鐵質（比植物性鐵質更容易為身體吸收），也是維他命 B 群、硒和鋅的良好來源。昂貴的有機草飼牛肉富含健康脂肪，還有大量蛋白質，使它成為同等熱量食物中最讓人有飽足感的一種。然而，除了上述特性，科學研究也發現，紅肉攝取過多會提高某些疾病的發生率，而當今美國人普遍吃太多紅肉，蔬果則攝取不足。疾病管制與預防中心（Centers for Disease Control and Prevention, CDC）表示，每日水果建議攝取量為一點五杯，蔬菜為兩到三杯，但90%美國人沒有達到這個標準。建議你少吃肉，為蔬果騰出更多空間，但這並不是要限制你的飲食，畢竟蔬果的種類遠遠多過紅肉，況且在大多數國家，紅肉都被視為奢侈品。以下列舉一些科學證據，幫助你輕鬆改變飲食取向，讓你更健康苗條。

▎紅肉和乳癌有可怕而密切的關連

儘管科學界對於紅肉和乳癌之間的關連尚無定論，但研究人員已經有所發現。或許最有力的證據來自美國「護理人員健康研究之二」（Nurses' Health Study II），這是針對飲食如何影響疾

病的最大型研究之一。結果顯示，以女性來說，每天進食一·五份紅肉比每週只吃一次紅肉得到乳癌的機率高出 22%。哈佛公共衛生學院（Harvard School of Public Health）的研究同樣發現，青少女和年輕女性吃愈多紅肉，中年或晚年罹患乳癌的機率愈高。

紅肉被認為和乳癌高發生率有關，其中原因相當龐雜。除了傳統穀飼牛肉含有激素和其他會導致乳癌的化學物質，研究人員也指出，牛肉和豬肉在燒烤與煙燻等高溫烹調下，都會產生致癌物質。香腸、培根、熱狗、義大利臘腸與火腿等加工肉品含硝酸鹽，也會提高乳癌發生率。有鑑於此，世界衛生組織已將這些食品列為人類的可能致癌物。

▌吃太多紅肉會導致大腸癌

前文提到紅肉和乳癌的關連尚無定論，但科學界已證實攝取牛肉和豬肉與大腸癌有關。多項長期大型研究顯示，人吃愈多紅肉，罹患大腸癌的機率就愈高。事實上，世界衛生組織的一項研究也發現，每天進食 50 克加工紅肉（還不到 2 片培根的量），罹患大腸癌的機率就會提高 18%。

▌紅肉會增加死亡風險

根據《英國醫學期刊》（BMJ）2017 年刊登的報導，一項針

對 50 多萬名美國人的研究顯示，吃最多紅肉的人死於八種疾病（包括中風、心臟病和糖尿病）的機率較少吃的人高出 26%。許多人基於種種原因認為紅肉會危害生命，就心臟病和中風來看，科學家表示，紅肉的某種氨基酸進入腸道後會轉為加速動脈硬化的化合物。研究人員也說，有些人甚至對肉類過敏，動脈會因此形成更多斑塊。

不吃紅肉是消除脹氣的良方

如果你採取多肉少醣的生酮飲食法，但沒有達到預期效果，罪魁禍首正是牛肉。紅肉幾乎是所有食物中最難消化的一種，可能會造成脹氣、頻繁排氣和便祕。不僅如此，牛肉、豬肉和羊肉也可能破壞益菌平衡，進而導致許多腸胃問題。舉例說明，《胃腸病》（*Gut*）期刊於 2017 年刊登一篇研究報告，指出紅肉食用量最大的人罹患憩室病（一種令人痛苦的腸道疾病）的機率比其他人增加 58%。研究也顯示，少肉多蔬果的人能改善消化功能，並避免高血糖。

吃更多蔬果能促進新陳代謝、皮膚健康和腦部運作

一項研究顯示，以蔬果為主的飲食法──不管你是吃蛋奶素、全素、海鮮素，或者大多時候都吃全穀、蔬菜、豆類、堅果、

種子和水果——是預防癌症、心臟病、糖尿病、關節炎和阿茲海默症等慢性病的最佳良方。以「全食物」形態攝取蔬果，能夠減少全身性細胞發炎，從而預防許多健康問題，功效說不定和處方藥一樣。若以同熱量為基準來比較各種食物，蔬果含有最多維他命、礦物質、纖維、抗氧化物與植化素。透過食物攝取這些營養素，身體的吸收率比透過營養補充品或能量棒之類的機能食品還要好。基於上述種種因素，多多攝取蔬果經證實可促進全身各系統功能，包括新陳代謝、消化、認知和皮膚健康。

▌ 蔬果具有強大的抗抑鬱功效

研究顯示，細胞受損及發炎對情緒都有重大影響，而少肉多蔬果的人較少發生抑鬱、焦慮、壓力和情緒疾病，因為蔬果、堅果和豆類富含抗氧化物，能夠直接進入腦部，幫助修復受損細胞並減輕發炎。此外，蔬果的抗氧化物作用近似於抗抑鬱藥，能夠有效抑制導致抑鬱的酶。葉菜類、花椰菜、蘑菇和大豆也是色胺酸優質來源，色胺酸是身體製造血清素的必須原料。你可能聽說過感恩節總令人昏昏欲睡，因為火雞肉也含有色胺酸，但身體對來自植物的色胺酸有更好的轉換率。蔬果對整體健康好處多多，不僅促進血清素，也減少抑鬱和焦慮發生，研究更顯示，少肉多蔬果的人普遍感到更有動力、精力與活力。

以蔬果為主的飲食法讓你輕鬆減重

我開始從事少肉多蔬果挑戰時，並沒有將減重視為目標。4週過後，我又驚又喜地發現，竟不費吹灰之力就減掉一點脂肪。不再隨心所欲進食並杜絕紅肉後，我感到身體更輕盈苗條，這出乎我意料之外，以往我總是按照對運動員的飲食建議來進食，為了飽足並降低對碳水化合物的渴望，我都是以肉食為主。

我發現，研究人員早就知道多吃蔬果是更有效的減重方式。以蔬果為主的飲食法能讓你吃進大量纖維及養分，但熱量偏低，豐富的營養讓你有飽足感，你再也不需要為了減重刻意規避某幾種食物，或者費心計算熱量或碳水化合物的攝取量。從這個角度來看，蔬果為主的飲食不會讓人覺得像是正在遵照飲食建議而限制多多。《美國醫學會雜誌》（*The Journal of the American Medical Association*）於 2018 年刊登一項研究，發現只要一整年多吃全穀類、豆類和蔬果，就能大幅減重，不需要計算熱量，甚至不需要限制食量。科學研究也顯示，一般說來，素食者比他們的雜食性朋友都還要瘦，部分原因便是出於飲食習慣。

不要吃垃圾素食

以蔬果為主的飲食法好處多多，但許多蛋奶素者和全素者沒有從中獲益，因為他們以無肉和無奶垃圾食物取代肉食，吃下肚的都是加工穀類和其他有害物質，比如添加化學成分的麵粉，或者酥油、樹薯粉，或者加了糙米糖漿之類的糖。這些東西基本上是素的，卻經過高度加工，往往含有高熱量。以蔬果為主的飲食好處多多，富含蛋白質、纖維、抗氧化物、維他命和其他養分，但上述加工食品都不是這些營養素的優良來源。為了採取健康的素食飲食法，應該要吃全食物或新鮮食材，也就是從地表端上餐桌前只經過一點處理，沒有太多人工添加物。

你可以這樣做

改變飲食並不容易，尤其是要大幅扭轉形態並大量減少攝取，或者是要一口氣杜絕某類或某幾類食物。正因如此，多項研究顯示，90% 到 95% 的減重者，數月甚至數週內便放棄營養健康的飲食法，減掉的重量自然又回到身上。從另一方面來看，少吃紅肉，多吃蔬果，不算太大改變，也是我願意從事這項挑戰的

原因。不管你是無肉不歡或者很少吃動物性蛋白質，連續 30 天增加蔬果攝取量不但可行，也容易達成。以下是十個有效方案，幫助你順利達成一個月少肉多蔬果挑戰。

一、擬定適合自己的挑戰。如果你目前一天吃兩次紅肉，或許要你完全不吃很難。我鼓勵你勇於嘗試，但要記住，本月的最終目標是減少紅肉攝取量，還要同時增加蔬菜、豆類、水果和其他植物性食物攝取量。把握這個原則，擬定一個你知道自己能持續 30 天的計畫，前提是不能用垃圾食物來取代紅肉，也就是說，不要把晚餐的牛排換成炸雞。此外，也不能忽略多吃蔬果這一點，因為它和少吃紅肉一樣重要。

如果你本來就不吃紅肉，不妨考慮減少雞肉、火雞肉和其他動物性蛋白質攝取量。此外，若你是海鮮素、奶蛋素或全素食者，不妨利用這個月嘗試更健康的全食物或新鮮素食。開始挑戰前，首先了解你的日常飲食形態，看看你可以把哪些常吃的加工食品（比如餅乾、通心粉、麵包、零食、素起司和素雞、素鴨、素火腿之類的肉食替代品）改為更健康的全食物。

二、事先規劃。我們對食物的喜好不僅深植於大腦，在日常生活、餐廳和冰箱也隨處可見。如果你在家定期食用牛排與漢堡，

上館子也常點肉食為主的菜餚，或者你的廚房堆滿冷凍肉餅、熱狗、豬排和培根，那麼你將很難達成本月挑戰。在開始之前，不妨先上網蒐集健康飲食的資訊，學習如何製作簡易健康料理，除了在家食用，也可帶去外面當作三餐。此外，尋找新的餐廳、外食選擇或外送服務，選購你樂意嘗試且以蔬果為主的餐點。最後，以魚肉、火雞肉、雞肉和不含牛豬的動物性蛋白質取代廚房原先的囤貨，不要忘了加上新鮮蔬果、豆類和全穀類。

三、**目標鎖定在增加，而不是減少。**我不斷提醒自己：要在日常飲食中吃各種食物，而不是單單減少紅肉而已，如此一來這個挑戰會輕鬆很多。頭幾天我對自己吃不到牛小排和墨西哥烤牛肉耿耿於懷，當我意識到自己可以也應該吃另外數十種未曾嘗試的食物，隨即振奮起來，那股對牛肉的執著就此煙消雲散。因此，與其一心想著你不能吃什麼（牛肉、羊肉、豬肉和小牛肉），不如想想能吃什麼美食，比如甘藷、藜麥、黑豆、腰果、海藻沙拉、烤玉米、西瓜、甜桃……你可以一直列下去。

四、**找出和紅肉一樣富含蛋白質、有滿足感或者嚼勁的替代品。**這是一次發掘新食物的大好機會，說不定會找到比紅肉更令你中意的品項，它還會讓你更加健康。對我來說，最了不起的發

現就是煙燻鮭魚佐奶油起司，它跟牛小排一樣令我滿足又富含蛋白質，但油脂更健康，還有我很少吃到的養分，況且它沒有紅肉對健康的不良影響。此外，「每日豐收」的外送食品讓我得以大量攝取蔬菜，不僅出乎意料之外，甚至完美契合我忙碌的生活模式。（如果你打算訂購外送服務，要確認當中的成分基本上是全食物，而不是加工食品或加了糖分。）

你或許也想找一些和肉一樣有口感的食物。我開始吃煮熟的蔬菜後，相當懷念需要咀嚼的食物，於是我決定吃胡蘿蔔和芹菜棒佐鷹嘴豆泥，就此消除咀嚼的渴望。你或許偏愛酥脆的堅果或種子，它們都是很好的肉類替代品，富含蛋白質和健康油脂。其他健康又有嚼勁的素食包括法式生菜沙拉佐農家起司或奶油起司、曬乾的豌豆、烤鷹嘴豆、羽衣甘藍脆片及氣炸式爆米花。

五、不要只注意體重計上的數字。如果你挑戰成功，把高熱量肉類和加工碳水化合物換成全食物類型的蔬果，你的體重很可能會減輕。但不要只顧盯著體重計，畢竟減重需要時間。除了繼續改變飲食形態，並如你所願持續減輕體重，更重要的是注意身體的感覺，不要只在乎體重計顯示的數字。當你專注於多蔬果少紅肉及加工食品，你應該要覺得更有精力、消化功能變好，腸子也要動得更勤快。但不是所有素食對每個人都有相同功效，請注

意你每天吃的東西，嘗試分辨哪種食物帶來益處，哪種反而導致你退步。到最後，那些為你帶來益處的就是在進食時應該優先選擇的項目。

六、以開放心態嘗試全新或外國食物。本月挑戰之所以樂趣橫生，部分原因是我多方嘗試從未吃過或多年沒吃的食物。世上有數百種蔬果、豆類、堅果和種子，外加多種烹調法，不要因為對它們有成見或一次不好的經驗就不願意嘗試。我們的味蕾會改變，菜餚的烹調方式也千變萬化，不妨利用本月擴展你的烹飪經驗和技能。

我也發現勇於嘗新很有幫助。比如說，我本來沒有特別愛喝湯，但為了進行本月挑戰，「每日豐收」供應的蔬菜湯滿足我的需求，是日常飲食中不可或缺的品項。這些湯熱量低卻有飽足感，到了月底，我深知腹部變得更平坦都是它們的功勞。

七、上網搜尋有創意的素食食譜。網路上有大量有趣、美味而創新的素食食譜，往往出現在各部落格裡。部落客們可以說是網上廚師，如今他們對料理界帶來深遠影響，並引領新風潮，好比以花椰菜代替傳統食譜中的馬鈴薯、麵粉和米飯，或者幾乎每盤菜的主菜都是酪梨。在你愛吃的那些菜餚裡，主菜是否大多為

紅肉或動物性蛋白質？想不想把它們換掉？或許你可以在網路上找到素食版的做法，就算沒有比原版更美味，至少也一樣好吃。

八、晚餐改吃早餐菜色。自從我以蛋搭配花椰菜泡菜，我的晚餐菜色就從純植物變為蛋白質搭配蔬菜。雞蛋含有 7 克完整蛋白質，熱量僅有 75 卡，若以每卡所含的蛋白質為所有食物排名，雞蛋可以說名列前茅。它同時也是健康脂肪的優質來源，讓你在沒有吃肉的狀況下依然飽足。雞蛋縱然有種種優點，美國人卻往往把它當作早餐菜色，其實它也很適合午餐或晚餐。不妨考慮食用這些菜餚：義大利蔬菜煎蛋、雞蛋墨西哥捲餅、烘蛋、番茄或菠菜北非蛋，或是晚餐改吃加了起司、香草和蔬菜的煎蛋捲。

九、以不知不覺又能令你滿意的方式在飲食中添加蔬果。低醣飲食風潮有個很棒的好處，就是強迫廚師和美食部落客尋找新烹調方式，以低醣、低熱量植物性食材製作通心粉、麵包和其他原本熱量很高的美食。許多餐廳、連鎖快餐和外送公司也推出新款通心粉，以櫛瓜、甜菜或胡蘿蔔代替麵條。你也可以上網尋找食譜，自己在家烹煮這些「無麵粉」蔬菜通心粉。同樣的，糊狀和顆粒狀花椰菜也成為馬鈴薯泥和米飯的熱門替代品，甚至有人拿花椰菜來代替肉類，燒烤一番後當作「牛排」端上桌，或者在

花椰菜上淋水牛城辣雞醬，取代原先的雞翅。如果你愛吃甜食，不妨試試米冰淇淋、香蕉或香蕉加蛋製成的法式薄餅，或製作布朗尼及蛋糕時，以黑豆泥或酪梨代替油脂。

　　十、運用少吃肉省下的錢添購新鮮當季的蔬果。美國人不像許多國家的人會攝取多樣蔬果，那是因為我們買菜時不會優先考慮新鮮當季的品項。我們購買的蔬果品質會直接影響對它們的喜愛程度，舉例說明，你喜歡吃多汁熟透的桃子，還是以卡車載運多日或以多種化學物質栽培而成、不是太乾就是爛掉或根本沒熟的桃子？許多傳統農夫把重點擺在農作物愈大愈好，禁得起長途運送，外觀也要好看，但不重視風味或營養價值。如此將造成蔬果口感不佳又平淡無味，特別是那些非當季和經過長途運送的蔬果。不妨利用少買肉省下的錢添購有機、當季和本地盛產或者至少附近區域出產的蔬果。這類農產品沒有經過長途運送，也不是只為了外觀好看而栽種，它們的口感和味道說不定令你驚喜。

6

六月 挑戰

多喝水

我的版本

我這輩子到目前為止得過三次腎結石，這種折磨人的小玩意兒成因眾多，包括飲食、服藥及荷爾蒙失調。至於我，每次都是和缺水有關。

我不在乎你聽過哪一種傳聞，好比：腎結石發作時比生孩子還要痛十倍。我的腎結石一度需要裝支架，也就是說，我必須進開刀房接受麻醉，過程痛苦而危險。

缺水不單引起腎結石，還有別的問題，哪怕只有輕微缺水，你的皮膚也會加速老化。此外，缺水也會妨礙心臟、大腦和肺部正常運作，使你的血液又濃又黏。缺水會造成頭痛、噁心、口臭、

疲勞、體重增加、腦子不清楚，甚至癲癇發作。

身為醫生，我深知要補充足夠水分，但在工作繁忙、行程緊湊的情況下，不管是就讀醫學院、養育孩子，還是現在身兼節目主持人與醫師雙重身分，我從來沒把定時喝水這件事放在心上。很多時候，從清晨五點起床直到晚餐，這麼長的一段時間裡，我只喝了幾杯咖啡，可能下班後也喝一杯龍舌蘭酒。沒錯，就是這樣：除了透過食物攝取水分，其他時候我一滴水也沒喝。我不喝水純粹是基於懶，不是忘了就是不想要，因為喝水會一直跑廁所很浪費時間，這是史上最爛的藉口，但實情就是如此。

當我評估如何在今年改善健康，多喝水自然成了挑戰的選項。我知道是自己的疏忽導致我不喝水，影響了健康和快樂，身體一直以來都處於輕度缺水狀態，我勢必要增加飲水量。

不過，要精確算出每天該喝多少水並不容易，儘管我可以向最好的醫學專家諮詢，也找得到最佳科學研究報告，依然無濟於事。沒錯，你可能聽說過每天八次、每次喝 250 毫升的說法，事實上，那只是一種健康傳說。我們每天到底需要喝多少水，沒有任何一家大型醫療機構做過嚴謹的大規模實驗，或許是因為水分需求量因人而異，視你的體型、活動程度、流汗多寡及透過食物攝取的水分多寡而定。

開始進行本月挑戰前，針對喝水這個議題，我研究了所有找

得到的科學文獻，包括醫學研究所（Institute of Medicine）（現已改名為國家醫學研究院 National Academy of Medicine），他們建議女性每天透過飲食攝取 2.7 公升水分，男性則是 3.7 公升。我決定採取此項建議，但不考慮從食物攝取的水分，因為這個數值幾乎算不出來，哪怕是我這樣的科學狂也沒這種本事。我只能大略估計，80% 的水分來自飲用開水和各種飲料，就這樣。

飲水量決定好後，我買回三個 800 毫升玻璃水瓶。計畫如下：我打算把三個瓶子裝滿過濾水，整天分批喝光，每天攝取 2.4 公升水分。這個目標比醫學研究所建議的飲水量還少 0.3 公升，我會以咖啡和食物來補足。這樣的安排對我這個零飲水的人來說，可以用「突飛猛進」四個字來形容。

我還設定了一個規則：計算每日飲水量時，夠資格列入統計的只有開水和氣泡水，其餘包括汽水、無糖汽水、果汁、酒，或者各類含糖或含添加物的飲料一律不合格。此外，1 月不喝酒挑戰已過五個月，我至今依然堅持少喝酒的原則，並確保每週飲酒量低於 7 份。若要把龍舌蘭雞尾酒也算進每日飲水量，不但愚蠢也不正確，曾經飲酒過量的人都知道，酒精本來就會讓人脫水。何況我不想培養含有危害健康因子的新習慣，汽水和果汁絕不能入列。

為什麼本月只喝水？

簡單來說，喝水是補充身體水分最有效的方式。汽水和果汁不僅含有不利於整體健康的糖和熱量，對胃來說也難以消化，反而令你更缺水。運動飲料的糖分也很高，除非你的運動量超大，或者運動了數小時，否則你根本不需要喝運動飲料。至於無糖汽水，大多含人工甜味劑和不健康的添加物。梅莉莎‧艾瑟里奇（Melissa Etheridge，美國搖滾歌手和社運人士，曾獲奧斯卡最佳原創歌曲獎）經確診罹患乳癌後不久，我有位朋友前去採訪她，過程中朋友拿起無糖汽水來喝，艾瑟里奇勸她戒掉。朋友有些遲疑，艾瑟里奇便提議她做個實驗，找兩個盆栽，在六個月裡給一盆澆水，另一盆澆無糖汽水，看哪一盆長得比較好。艾瑟里奇說明一個關鍵，身體畢竟是由 60% 的水組成，而不是無糖汽水。

第一週
多喝水短短幾天就讓你精力充沛

本月挑戰的奇妙之處在於：我事前便已擬定計畫，接下來只需要開始執行就夠了。挑戰前一晚，我把三個 800 毫升水瓶裝滿過濾水，然後放進冰箱，明早就有準備妥當的冰水。隔天我清晨

5 點起床，抓了兩瓶水就出門，一瓶上《早安美國》時喝，另一瓶在診所喝。我搭計程車前往攝影棚，途中開始啜飲第一瓶水，腦海突然閃過一個念頭：現在是第一天挑戰的清晨 5 點半，而我喝的水已經比平時多。踏出家門立刻完美達標！

當天早上，我和羅賓‧羅伯茲在節目中宣佈：我們要一起進行多喝水挑戰一個月。我們希望觀眾明白，當飲水量持續低於理想值，在你料想不到的許多方面都會危害健康，比如害你變老甚至變胖！

節目結束後，我已經喝完第一瓶水，這對我來說相當輕鬆，畢竟我是坐著梳妝並等待錄製節目，自然找得到很多空檔補充水分，但第二瓶水又是另一回事了。

我在診所的工作過於緊湊，往往沒有坐下來的閒工夫，更別提吃午餐、上廁所、打電話甚至回覆孩子的訊息。我看診時通常是一個又一個病人「無縫接軌」，而且我希望儘可能在病患身上多花點時間，為他們傾注我所有心力。當病患陳述個人健康狀況時，我當面拿起水瓶來喝似乎很失禮。

每當結束當天的看診，我還有文書工作要做，也要和職員討論如何照顧病患，並妥善安排各個待辦事項。我也擔心要是喝太多水會不停跑廁所，一再讓病患等待。沒錯，你一定會想，我哪有可能忙到連上洗手間的時間都沒有，更何況我一直嘗試以冥想

來增進時間管理技巧。然而，工作時我常覺得自己像在跑步機上賽跑，就算暫停 1 分鐘可能都會破壞整個賽事。基於上述種種原因，挑戰第一天，我沒什麼機會打開辦公室冰箱再拿起水瓶喝個幾口，更別提喝光一整瓶水。

謝天謝地，第三瓶冰水在家裡等著我。我一進門便把它拿出來，一邊換衣服一邊啜飲。一小時內我就喝乾了整瓶水，一來是為了彌補白天的不足，二來是怕沒趕在 9 點前喝完，整夜都要跑廁所。

接下來整週都和第一天一樣，我早上順利喝完第一瓶，下午拚命但很難喝完第二瓶，晚上回到家喝完第三瓶。雖然因為下午沒空喝水，導致整天攝取量未達目標的 2.4 公升，我還是很高興，我現在的飲水量幾乎達到挑戰前的三倍。

幾天後，我開始嘗試不同口感和溫度的水，此後整個月都是如此。我知道，如果盡可能讓水喝起來可口，就很容易持續進行這項挑戰。我試過加冰塊、不加冰塊、室溫，還有加檸檬、萊姆，甚至仿效我在水療館看到的，在飲水裡加小黃瓜片和柑橘片。我一直在尋找自己最喜歡的口感和水溫，到最後有了定論，我最愛的還是冷水，不加水果或冰塊。我從來不曾料到，這麼簡單的結論竟讓挑戰變得更有趣，像是在廚房試做菜餚一樣。

本週進入尾聲，我知道這次選了一個明星級挑戰。增加飲水

量對健康的益處歷歷可數，我已經可以從尿液的顏色看出來（不要覺得噁心，檢查尿液是評估健康的好方法，因此醫生總是不厭其煩地要你在那些小杯子裡留下尿液。）以前我的尿液看起來又深又濃，現在則呈現淺黃色，意味著身體終於獲得充足水分，可以運作得更好。進行多喝水挑戰 1 週後，我也覺得更有活力、比較不急躁，甚至對吃下肚的食物感到更滿足。雖然我在診所依然沒什麼機會喝第二瓶水，但我每天的飲水量和從前比起來至少多了 2 公升。對了，前面提到過我非常擔心一直跑廁所的問題，現在又如何呢？其實我一整天下來，頂多需要多上一、兩次洗手間，並沒有先前預料的那麼不方便。

第二週
多喝水澆熄了下午的食欲

　　開始多喝水挑戰前，每天從清晨五點到中午這段時間，我幾乎會喝上四杯咖啡。邁入第二週挑戰後，我發現咖啡喝得少了，因為我不需要靠喝咖啡補充少少的水分。身為醫生，我雖認可「吃什麼固然重要，但不吃什麼同樣重要」這條金科玉律，但我很少用在自己身上，如今終於見識到它的威力。換句話說，我的飲食選擇對我消耗或不吃其他食物和飲料有相反作用。我愈喝水，就愈少喝咖啡。不喝酒那個月也一樣，只不過動機有點不同，因為

不碰酒，我在酒吧和餐廳只好改點最健康的替代物，無形中喝下更多水和氣泡水。

我依然無法突破看診喝不了第二瓶水的困境，我明白應該改變策略。最後我決定，在病人面前用杯子喝水，一來比較自在，二來也很方便，因為候診室本來就提供玻璃杯裝的氣泡水。於是我開始把自己當成病患一樣治療，端著一杯氣泡水進診間看診。改變做法後，我下午的飲水量至少達到一杯半，也就是 350 毫升左右。

第二週週末，我發現自己的飢餓感出現重大改變。第一週週末，我對餐食的滿足感稍微提升，現在則覺得明顯飽足，下午也不再像往常一樣，肚子總是發出巨大的咕嚕聲響。我並沒有減少食量，卻不再「窮凶餓極」，從前我餓起來只想盡快填飽肚子，現在我可以為健康著想，仔細斟酌要吃什麼。

第三週
別管保養品了，這才是肌膚年輕的祕訣

到了月中，我覺得自己已培養多喝水的新習慣。現在每天的行程是清晨五點起床，冥想，多少做些伏地挺身和棒式，最後抓起第一瓶水，在前往攝影棚的途中開始喝。我依然少喝咖啡，但精力比以前充沛，腎臟和各個器官定時排出毒素和廢物，感覺就

像引擎變得更乾淨，雖然這不是正規的醫療評估，但它是我所能想到最恰當的形容。

我現在的尿液顏色比月初第一次注意到時更淺，此外，我也感到消化功能提升，因為胃裡有充足水分處理食物。食欲依舊比前幾個月低很多，空虛的飢餓感完全消失了。

我持續在診所飲用整整兩杯氣泡水，工作表現也變得更好。現在我利用開車前往診所的途中喝第二瓶水，儘可能在所有空檔補充水分。

本週進入尾聲，我有個驚喜的發現：皮膚看起來出奇地好，膚況比 1 月進行不喝酒挑戰時更佳。其實這沒什麼好驚訝的，我月初就在《早安美國》節目中分享水對皮膚健康的重要性，但親眼目睹時還是忍不住驚嘆連連。想一想，我居然樂意花大把鈔票買昂貴的面霜和抗老化產品，喝水這個簡單又便宜的方法卻帶來更好的成效，現在我的皮膚變得更彈潤。

第四週
把簡單全新的健康習慣化為長久的勝利

邁入挑戰最後一週，我身上出現前所未有的情形，口腔很溼潤。我承認，在某些人看來，這確實是個相當詭異的發現，但我一直以來總覺得口乾，使得我飯後老是想刷牙、含薄荷錠或嚼口

香糖，因此對我來說，這簡直是妙不可言的大發現。結果證實，飲水量不足導致唾液變少，細菌在口腔裡滋生，導致口臭。現在，我感覺口腔更健康，牙齒更乾淨。不管吃了什麼東西，那怕是辛辣刺激物或含有大蒜，飯後再也不需要嚼口香糖。我的舌頭也變得更光滑及溼潤，不再像以前那樣黯淡又乾燥。根據傳統與東方醫學，健康的舌頭代表全身上下都健康。

此時我依然少喝咖啡但精力更充沛，與前幾週相同。既然不再有餓得要命的感覺，現在的我吃得更健康，繼續執行 5 月的少肉多蔬果挑戰。少吃紅肉並多吃植物性食物，對我來說更容易辦到，因為飯後我覺得更飽也更滿足，即使餐點不含大量動物性蛋白質。日子一天天過去，我的皮膚也一天比一天水潤，膚色開始改善。我不需要每頓飯後都刷牙或嚼口香糖，這個步驟實在讓人厭煩。我也沒有如當初預期般頻繁上廁所，好處這麼多，我為什麼沒有早點開始多喝水？！

簡單的改變竟能影響我的感覺、外貌、飲食和生活方式，簡直令我不敢置信。我甚至不曾想過，每天飲水量不足對健康其實是一大危害。畢竟除了那三次腎結石發作，我看不出來輕度缺水對身體有什麼重大影響。現在我終於明白，以前那些水喝太少的日子裡，我本來可以卻沒能活得更健康。每次上健身房或動感飛輪課都要凝聚龐大的動力，但多喝水只是小改變，也不用花費多

大力氣，效果卻顯而易見，具有改變生活的潛力。

這個月已然結束，我沒有改變晨間行程，照例在出門前拿一瓶水。下午在診間喝氣泡水，晚上再喝下另一瓶水。一旦沒有按照這個步驟，我便會覺得像是錯過了晨間的冥想，因而整天若有所失，人還會變得暴躁易怒、饑腸轆轆，動不動發懶，全身都覺得太乾，尤其是皮膚。

我經常光顧住家附近的超市，在多喝水挑戰幾個月後，我去超市購物，收銀櫃後方的婦女兩年來幾乎天天跟我打照面，那天她以怪異的眼神看我，接著一邊為我結帳，一邊說我的皮膚看起來好棒，以前我從沒聽她或任何人這麼說過。我的生活沒有發生能讓我看起來容光煥發的改變，除了我已連續數月增加飲水量。我感謝她的讚美並結帳離開，深知這個健康小改變帶來的功效將持續數年。

多喝水的科學根據

你認為自己喝夠了水嗎？說不定不夠。紐約長老會暨威爾康乃爾醫學中心（New York–Presbyterian/Weill Cornell Medical Center）研究人員針對 3,000 多位美國人進行調查，發現 75% 沒有達到醫學研究所建議的每日飲水量，意味著大多數美國人正處

於長期缺水的狀態。瓶裝水是美國銷售量最好的飲料，但最受歡迎的容量只有少少的 0.5 公升，這和每天女性 2.7 公升及男性 3.7 公升的建議飲水量比起來實在少得可憐。銷售量排名第二的飲料是汽水、咖啡和啤酒，而這些全都有利尿作用。

我在診所也目睹相同情形，我們從病患身上採來的尿液樣本，大部分都太深太濃。當我告訴他們這代表身體缺水，症狀或疾病會因此惡化，他們通常都認同我的說法，並同意多喝水。但年復一年，許多病患反覆就診，我收到的尿液樣本依然如故，他們的健康問題也依舊因為長期缺水更複雜難解。

▋ 與其服用頭痛藥，不如先嘗試多喝水

身體 60% 由水組成，但腦部的成分有 73% 都是水，需要的水分甚至更多。水分攝取不足，腦部就會萎縮，和頭蓋骨的距離也會稍微拉開，進而導致頭痛，從輕微疼痛到嚴重的週期性偏頭痛都可能發生。缺水還會導致血管變窄，使得各種疼痛更嚴重。

不要讓自己因長期缺水罹患頭痛，就算只是輕微缺水都有這個可能。等到疼痛開始找上你，想要預防往往已經太遲。如果你定期受頭痛所苦，不妨嘗試整天和整週多喝水，效果可能會令你驚喜。

▌ 水能從多方面觸發減重效果

你喝的飲料很可能導致腰圍變大，包括汽水、果汁、含糖果昔、精緻的咖啡飲料與雞尾酒，全都是高糖和高熱量，至於健康脂肪、蛋白質和纖維則偏低，使得胰島素大幅震盪，你的身體便開始囤積脂肪。

但你不喝的東西同樣會對腰圍帶來危害。水喝得不夠導致食欲上升，影響新陳代謝、荷爾蒙濃度及運動和控制各種成癮症的能力。部分原因可能源自大腦負責控制食欲的區域也負責控制口渴，身體缺水時，這個區域會超載，以致不停發出訊號，讓你想要拿起貝果來吃，其實你真正需要的是一瓶水。

喝水並讓身體保持足夠水分，如此一來胃不會太空，還能增加飽足感。下次你餓得要命時，不妨試試幾分鐘內喝下兩杯 250 毫升的水，你的飢餓感就算沒有煙消雲散，也會減輕不少。

令人意外的是，缺水會危害原本健康的新陳代謝。根據數項研究，即使僅僅稍微缺水也可能減緩身體燃燒熱量的速度。此外，《臨床內分泌和代謝期刊》（*The Journal of Clinical Endocrinology & Metabolism*）於 2003 年刊登報導，指出不管你的身體含水量多寡，只要喝下更多水，就能暫時提高 30% 新陳代謝速率。冰水促進新陳代謝的效果更好，因為代謝系統必須更努力運作才能將喝下肚的冰水提升到與體溫一致，這是基本的熱力

學原理！

多喝水還能幫助消化，因此營養師建議每餐都要喝水。以前我吃東西不會配水，但現在我無法想像沒有開水要怎麼吃飯。還有一點要提醒，如果身體缺水，想要凝聚運動所需的體力和心力會很難，就算你只是想在日常生活中多活動都不容易。

▌缺水對心臟的危害程度可能等於吸菸

我們都聽過飲食不當、過重、有家族病史，甚至是暴露在污染中都會提高罹患心臟病的風險，然而，有個普遍但能有效預防的病因幾乎沒有人知道，那就是缺水。大多數美國人身體長期缺水，除了導致血液容量減少，也使得動脈和血管變窄，兩者都增加了心臟的負擔。為了將血液輸送到身體每個角落，心臟必須更加賣力工作，因此血壓和心率都會上升，連帶提高了心悸、血栓、深度血栓與中風的風險。研究顯示，中風患者將近一半身體缺水，而心臟病最常在民眾早上起床時發生，因為那是身體一天當中最有可能缺水的時刻。事實上，根據 2016 年《歐洲營養學期刊》（*European Journal of Nutrition*）的研究顯示，輕微缺水對心臟功能的危害程度幾乎和吸菸一樣大。基於上述種種因素，根據研究顯示，讓身體保持適當水分，女性能降低 59%、男性能降低 46% 的冠狀動脈疾病風險。

水是最有效又最經濟的抗老療法

現在我已經能以過來人的立場分享經驗談：多喝水是簡單又有效的皮膚保養法。我的皮膚從來沒有如此年輕、豐潤，而且膚色均勻，單單憑藉幾週多喝水就有這麼好的功效。除了我的親身經歷，也有相關科學研究刊載於 2015 年的《臨床、美容和皮膚病學研究》（*Clinical, Cosmetic and Investigational Dermatology*），文中指出，當身體含有足夠水分，上皮組織的深層和表層細胞含水度都會大幅提升，除了增加皮膚彈性，也能預防甚至逆轉皺紋和斑點。另一方面，水喝得不夠時，身體比較無法排出累積在皮膚細胞的毒素，人的外貌就會提早老化，溼疹、乾癬和斑點之類的皮膚問題也會出現。

多喝水可預防及治療泌尿系統感染

我們在外科有一句話是這麼說的：解決污染的最佳方法是沖淡。也就是說，傷口或切口經過手套、器械和血液各種東西污染後，外科醫師必須以清水沖洗才能縫合，否則就會增加感染風險。換句話說，你必須以沖淡的方式去除污染，否則將衍生後續問題。我的患者中有不少人泌尿系統感染，將近一半的女性都為此所苦，於是我告訴她們沖淡的重要性。缺水可能導致尿道感染，此外也會降低身體清除感染的能力。

▎缺水令你疲倦、暴躁及懶散

在本月挑戰中，我發現身體的水分充足時，不但精力和耐性提升，對生活大小事也更能樂在其中。事實上，多喝水對心情的正面影響是有科學根據的。研究顯示，即使只是輕微缺水都會導致昏睡、易怒和疲勞，使得你窮於應付各種事務。身體的水分不足時，注意力也很難集中，甚至很容易生氣及情緒波動。

▎水讓你更聰明

既然大腦有 73% 是水，身體保持充足水分可以增進認知功能，這個道理也就不難理解。事實上，根據科學研究，每天喝八到十杯水可以額外提升 30% 大腦的思考和運作能力。此外，美國運動醫學會（American College of Sports Medicine）於 2014 年出版《健康與健身期刊》（*Health & Fitness Journal*），當中指出身體即使僅僅缺少 1% 的水分都會妨礙思考能力。不僅如此，身體保持適當水分還能提升大腦的專注力和記憶力，這就是為什麼輕微缺水也能造成短期記憶力喪失的原因。

▎缺水導致口臭及其他口腔問題

我從未料到多喝水挑戰竟能徹底扭轉口腔健康，不過它真的發生了。研究指出，當身體缺水，唾液分泌量也會減少，細菌和

牙垢因而增生，對口腔造成傷害。這不僅引發口臭，還會增加壞牙、蛀牙、牙齦炎及其他問題的風險。水喝得不夠也會讓人吞嚥困難，不利於戴假牙的人進食。

你可以這樣做

理論上，這次挑戰應該比其他挑戰來得容易。畢竟只是要大家多喝水，不需要勞心或勞力，這種事本來就幾乎每個人都願意做。本月挑戰還有一個特性——飲水量很好計算，只要你記錄自己每天喝了多少杯或多少瓶水，就能算出自己是否達到每天的目標。多喝水挑戰固然具備上述優點，但讓身體保持適當水分依然不是那麼簡單，否則也不會大多數人都處於缺水狀態。以下提供十個祕訣，幫助你開始多喝水，讓整個過程實施起來比輕鬆還要輕鬆。

一、計算你的飲水量。醫學研究所建議每天從飲食中攝取的水分，女性為 2.7 公升，男性為 3.7 公升，但這究竟是什麼意思？既然食物僅僅提供每日建議水分攝取量 20%，其他應透過液體補足，具體來說便是水。科學研究顯示，喝水比喝那些含糖、咖啡因、人工甘味劑或其他添加物的飲料更能為身體補水。

我設定每日飲水量為 2.4 公升，原因如下：（一）我認為以水瓶來計算飲水量是最簡便的方法，每個瓶子可裝 800 毫升開水，三個就能裝 2.4 公升。（二）我的設定值僅僅比醫學研究所針對女性的建議量少一點，但無須擔心，透過食物攝取的水分一定會超過 300 毫升。

你的每日飲水量應該設為多少？我建議先選定要用的容器，舉凡玻璃杯、專程購買的水瓶，或者喝完可回收的瓶裝水都可以，接下來把每杯或每瓶的水量乘上容器數量，最接近 3.7 或 2.7 公升（視男女而定）的數值就是你的目標。進食雖然可以讓你攝取些許水分，但女性飲水量的目標不應少於 2.2 公升，男性不應少於 3.2 公升。

二、制定遊戲規則。算出每日所需目標後，要怎麼達標就全看你了。我建議開始前先制定一套遊戲規則。當我決定投入這項挑戰，首先從各個角度檢視自己每天行程，並發現我可以把一整天分成三個階段：早上在《早安美國》、午後在診間，還有晚上在家。以此為基礎，我很快就訂好了三瓶水方案，在每個階段喝掉一瓶水。

還有一個方法，對你來說可能更容易辦到：準備兩個 250 杯子，一個放在家裡，另一個放在辦公室，每小時喝一整杯水，可

以設定手機的鬧鐘以便提醒自己。或者，你可以隨身攜帶水瓶，不管在家、上班或外出，可以知道自己喝了多少（更詳細的說明見第八項）。或者你比較喜歡利用手機上的應用程式記錄飲水量，比如「水提醒」（Water Reminder）、「喝水提醒」或「喝水時間」。這類應用程式大多要求你輸入飲食的分量，當水分攝取不足時便會發出提醒。甚至有些應用程式可以搭配「智能」水瓶，讓你不費吹灰之力就能記錄每天飲水量，比如「H2O 良伴瓶」（H2O Pal Water Bottle）這款程式。

　　三、**找出自己喜歡的水**。開始本月挑戰前，我始終認為水就是水，不管在哪裡它就是水，每滴水喝起來都差不多。但事實證明，水就像酒一樣，有許多口味和種類，花點時間找出你喜歡的類型，會讓這個挑戰更輕鬆，讓你更樂在其中，將來也更有機會持續下去。不妨試試各種溫度的開水，包括冰水、冷水、微溫水甚至溫水，還有不同種類的水，包括煮沸的自來水、過濾水、氣泡水或瓶裝水。你也可以試試風味水，加入檸檬、萊姆、葡萄柚、小黃瓜、薄荷及其他蔬菜、水果或草藥。也可以上網搜尋富有創意的水食譜，可以添加風味的食材從草莓、薑、玫瑰花到番茄、茴香和鬱金香等等應有盡有。

四、**每餐搭配飲水**。不管你是把水瓶帶到晚餐桌上，或者在辦公室吃午餐時搭配一杯水，總之，一定要記得每餐都喝水。這不僅是自動又簡便的增加飲水量妙招，還能讓你的消化系統正常運作，並減緩進食速度，增加飽足和滿足感。

五、**注意尿液**。不用怕看一下馬桶裡的尿，這是評估全身健康的最佳方式。如果水分充足，身體也健康，尿液看起來應該是淺淺的淡黃色，色調就像白色運動衫上的汗漬。如果顏色比這更深，或呈現深黃色、棕色甚至茶色，也就意味著你喝的水不夠。如果你連續幾天達到醫學研究所的建議飲水量，而尿液依然呈現深色，說不定是因為罹病，進而影響到肝、腎或膀胱功能，請立刻上醫院求診。

六、**不要擔心跑廁所**。開始本月挑戰後，我驚喜地發現，自己並沒有每小時跑廁所。不可否認，我的尿量確實比以前稍多，但我並未因此感到不便，夜間頂多只有一次尿急醒來，很少超過一次。對一個水分攝取充足的人來說，半夜只上一次廁所還算健康。提到多喝水往往讓人擔心要以廁所為家，未免稍嫌誇大，身體其實具備很強的調節能力。

七、添購濾水器。你不需要為了多喝水而花錢買瓶裝水或供水設備，如果你對煮沸的自來水仍有疑慮，或者討厭它的口感，不妨添購濾水器，硬水或礦物質水過濾後，口感就會和超市買的瓶裝水一樣了。還有一點更好，自己在家過濾飲水，不會喝到在塑膠瓶或塑膠容器裡存放過久的水，進而減少接觸塑膠所含的毒素。不妨做些功課，找出預算內最適合你家水槽的濾水器，記得定期更換濾心，或是按廠商建議的時間更換，否則有毒物質將累積在濾水器內，最後流進飲水中。

八、為個人需求量身打造水瓶，好讓你一眼就看到需要飲用的水量。如果你決定隨身攜帶水瓶，可能會發現在瓶身標記每小時飲水目標會比較方便。不妨寫在膠帶上，或者運用標籤機印出每小時目標，再貼在瓶身上。舉例說明，如果你早上八點起床，將寫著「十點」的標籤貼在距離瓶口 450 毫升處，目標是在十點前喝下這些水。你也可以購買瓶身已經印上圖文和目標飲水量的水瓶。

九、利用等待的空檔喝水。經過一整年各項挑戰，我充分了解到人在等待時可以做很多事，包括等咖啡泡好，或者等洗澡水變熱。不管等什麼都好，總之在這段時間裡，試著將喝一杯水融

入出門前的例行公事中，以便你在漫長的一夜後立即補充流失水分。把喝水和每天早上必做的事綁在一起，比如泡咖啡、淋浴或化妝，確保自己不會忘記喝水，讓這個習慣進一步成為每天早上的必經步驟。

十、不斷提醒自己，多喝水對身體、大腦、心臟和皮膚好處多多。多喝水只是個小投資，卻能為健康帶來大益處。如果你對喝水沒什麼興致，不妨提醒自己，多喝水對身體有多少好處，舉凡為大腦增添燃料、打通新血管、沖洗腎臟、軟化皮膚、充實肌肉、增加飽足感、促進代謝，還有讓身體其他器官及運作發揮最佳功能。

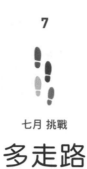

7

七月 挑戰

多走路

我的版本

紐約民眾的步行數居全美之冠，每天平均達 8,000 步。根據最近一項研究顯示，大多數美國人每天平均只走了 4,700 百步。

我住在紐約市並從事醫療健康相關工作，照理來說我應該每天至少走 8,000 步，很遺憾，根本不是那麼一回事。

我這輩子從來沒有持續追蹤自己的步行數，直到開始多走路挑戰。我隨意數了一下整天或整週走了幾步，發現數字低慘了。事實上，若有達到美國人平均的 4,700 百步，我就可以偷笑了。不料我每天只走 3,000 步左右，上《早安美國》和診所工作的日子裡，不得不以汽車代步，或像大多數紐約人一樣搭乘大眾交通

工具，這時甚至會慘跌到只有 2,000 步。此外，我上健身房時，通常騎腳踏車或做重訓，對每天的步行數毫無幫助。

　　基於上述種種原因，如果把挑戰比喻為一棵樹，那麼走路就是垂在眼前的果實，我非摘不可。這件事成了當務之急，我知道若發起這項挑戰，很多人也會受益無窮。我剛好有一整個月排滿了長短不一的旅程，到時我沒有辦法照慣例上健身房。我從來沒把步行列入健身考量，不過現在想想，它應該多少可以發揮一些健身功能，助我燃燒熱量。

　　我想要多走路還有個見不得人的因素。在開始挑戰前，我的體重達到孕期以外的新高。我剛度完假，在假期中體重節節升高，我不喜歡自己變胖後的樣子，感覺很差。其實也沒有增加很多，只有將近 2 公斤，但我還是很介意。此外，身為 40 多歲中年婦女，體重有可能以雪崩式速度增加，今天多了 1、2 公斤，不知哪天會突然多出 5 公斤，甚至 10 公斤。我想要防患未然，在例行運動和健康飲食基礎上，額外添加步行似乎是很棒的主意。

　　對我來說步行應該不至於太費力，但我很清楚要在每天緊湊的行程中再塞進多走路挑戰有多麼難。我的一天通常從一人早搭車前往《早安美國》開始，我不能改為步行，萬一在進棚前不小心掉進坑裡還是被搶，那可就完了，製作單位絕對不願意冒這種風險。雖然節目結束後我可以走路回家，大約需要 30 分鐘，但

我沒有這麼多時間，因為必須趕去紐澤西的診所，十點鐘開始看診。我前往診所及下班後返家也都是搭車，很遺憾，距離太遠，不可能走路回家，大眾交通工具也接不上。進入診所後，需要換診間時，我通常走 20 步左右而已。我並沒有午休時間，也沒有空到外面漫步。結束診所的工作後，我會回家換裝，然後上動感飛輪或健身房，之後我往往要處理臨時工作或趕去聚餐。

儘管如此，一週 7 天我還是抽得出時間步行。週末不需要看診，時間比較充裕，如果晚上沒有聚餐或待辦事項，下午我可以花大約 15 分鐘，穿越十三個街區，前往美國廣播公司（ABC）開會，之後再走去上動感飛輪。但我必須承認，這些午後漫步機會難得，不常出現。

本月挑戰每天要訂多少目標，前提是配合日常作息，訂得太高只會害自己失望或失敗。在開始挑戰前，我每天平均走 5,000步，工作日往往降到 2,500 步，這樣看來，以 7,500 步做為目標似乎很合理。考量到每天的工作量，加上我已經有運動習慣，也就沒有必要非得一天走上 1 萬步。我打算走到哪都帶著 iPhone，因為它內建計步器，如此一來就能輕輕鬆鬆追蹤進度。

第一週
多走路比你預想的容易得多

　　我帶著計步器和甩掉多餘體重的滿滿決意,展開本次挑戰,但第一天弱弱地只走了 4,270 步。我雖不滿意,但也不意外,畢竟我已工作一整天,為許多病患看診,在外長達 14 個小時,回家實在抽不出空步行。話又說回來,4,270 步總比之前的 2,500 步好,我知道多走路策略(包括不再寄電子郵件,而是起身去找護士艾娜交代事情,以及和我的狗麥森外出散步時多走一會兒)至少已看得見成效。

　　隔天,又是漫長的看診日,但這次我決定不要重蹈昨天的覆轍。然而,開車回家路上,我查看計步器,驚見離目標依然有好大一段差距。我回到社區地下室,跳上健身室的跑步機,走了 20 分鐘,當天的成績終於衝上 8,995 步。太棒了!這台跑步機將是我在這場多走路戰爭中的祕密武器。

　　第三天可以用「故技重施」四個字來形容。我在診所忙了一整天後,看見步行數依然少得可憐,便決定走去上動感飛輪,回家後查看數字,總算衝上 9,457 步。隔天早上,我搭機前往加拿大,那 7 小時裡我都在艙門前的小空間繞圈圈,幾乎全程緊盯著 iPhone 的計步器,總算看見數字來到 9,366。

　　抵達溫哥華後,我締造了一項前所未有的創舉——一天內走

了 15,360 步。早上，我已在飯店健身房的跑步機上步行，因為我不確定當天能走多少路。但當我走出飯店，踏上溫哥華街道，我立刻決定和旅伴以雙腳探索這座城市。我們刻意不搭計程車，後來朋友開始用手機記錄步行數，我們之間展開一場妙趣橫生的競賽。當我看見自己整天下來走了 15,000 多步，心情無比激動。更棒的是，我知道若一開始選擇搭車，我們一定無法仔細領略這座城市的風貌，樂趣也會大減。

隔天，我們前往溫哥華「惡名昭彰」V 的葛勞士山徑（Grouse Grind），步行 2.9 公里。與其說是走，不如說是爬。根據我一路流失的汗水，以及爬上山頂後上氣不接下氣的程度，我估計若在平地，絕對會超過當天總數 8,979 步，但我並沒有抱怨。本週最後一天，我走了 8,000 多步，但沒有那麼吃力，而是利用等待回紐約班機的空檔，繞著溫哥華登機門附近步行。謝天謝地，自從 6 月多喝水挑戰後，我已經養成補充水分的習慣，否則這段期間歷經長途步行、健身及出差，腎結石恐怕又要復發了。

第一週結束，我每天的平均步行數達到 8,939 步，比起開始挑戰前少得可憐的 3,854 步平均數，可謂天大的進步。此外，我不敢相信自己輕輕鬆鬆就達成目標，哪怕一開始成績不理想，還遇上出差 2 天。步行雖累，但我的腳沒有長水泡，身體也沒有因此疼痛或不適。更重要的是，我感到自己變得更正面積極，心情

甚至更愉快。一整週少坐多走路，除了促進血液循環和腦內啡分泌，對於有助提振心情的腦部線粒體活動，同樣具有正面效益。還有最棒的一點，我的體重甚至減了 0.5 公斤，在沒有改變飲食或運動習慣的情況下，這都要歸功於每天多走路。

第二週
步行數加倍，有效燃脂並減重

有了第一週的成功經驗，我信心滿滿來到診間，準備展開第二週挑戰，可謂名副其實的再出發。我整天不時查看計步器，哪怕只是來回不同診間，若能多走上幾步也好。後來，我發現數字始終不理想，回到家乾脆直接跳上跑步機，走了 20 分鐘。接下來，我帶我的狗麥森到外面長時間散步，步行數總算來到 8,320，長久以來，這是我首度在工作日走這麼多步。

然而，隔天我只達到 4,333 步，除了整天看診，晚上還要趕搭飛往倫敦的班機。登機前我設法在機場繞了一下，但我知道成績一定不理想。那天我沒空和麥森外出散步，更別提上社區的跑步機或前往健身房。

我來倫敦洽公，這趟行程相當緊湊，至少第一天如此。雖然飯店附設健身房，但我沒空上跑步機，何況第一天我連晨間冥想的時間都沒有。我沒有吃早餐就趕著出門，搭計程車前往各處洽

公，直到傍晚才處理完公事。等我終於在飯店房間的床上躺平，這才有空查看計步器，上面只顯示 4,468 步。

不過，隔天我終於沒有公事，可以隨心所欲度過整個早上。我做了冥想、伏地挺身和棒式，接著上飯店的跑步機走了 10 分鐘，然後練舉重（由於每天行程過於繁忙，自從結束四月的有氧運動挑戰，現在我稍微減少了有氧運動，但重量訓練不變）。健身完畢，我邁開雙腿，開始徒步探索倫敦，整天只搭了兩趟計程車，這還是因為來不及赴朋友的約，不得不出此下策。平常我不管上哪去一律搭計程車，今天破了例，靠雙腿走遍東西南北，成果豐碩，當天的成績是 13,181 步。

隔天又有整天公事等著我。一大早我便叫了計程車，繞過大半個倫敦，趕赴為期一天的活動。晚餐後，我搭計程車回飯店，在車上查看計步器，成績少得可憐。儘管夜已深，我仍決定拖著疲憊的身軀踏上健身房跑步機，步行 30 分鐘，比平常在跑步機上走的時間還要久，但直到就寢前，我得到的數字還是只有 3,634。到了這個地步，步行大作戰的態勢已經很明顯，這是一場工作與步行的對戰。既然工作由不得我不做，我必須設法在最忙的日子裡走更多路。

謝天謝地，隔天我只需要午後工作 1、2 小時，以便在《早安美國》時段露臉。當天早上，我決定從飯店徒步前往倫敦塔。

初次造訪時，每個人都會對這座宏偉城堡驚嘆不已，欣賞它的唯一方式便是步行，於是我們花了幾小時走遍整個地方，參觀堡壘、宮殿和監獄。錄完《早安美國》需要的節目帶，我們前往諾丁丘（Notting Hill）用餐，以前我曾造訪此區，但這次特別愉快。雖然來倫敦洽公，我畢竟還是個遊客，於是提議餐後到處走走，瀏覽商店的櫥窗擺設。我一邊和旅伴隨意參觀，一邊暗暗想著：平常也可以和家人或朋友在街上散步，那會是多麼輕鬆又愜意，即使只是在住家附近熟悉的區域走走都好。結束一天活動，我得到17,450 步，刷新本月紀錄。

終於到了搭機回家的時刻。我們早上飛抵紐約，雖然航班有些延誤，我仍設法抽空走去上動感飛輪（別忘了有氧運動！），加上下課後步行回家，當天走了 5,113 步。這對我來說並不尋常，畢竟我出差了幾天，在三個時區來回移動，而且剛剛搭機橫越大洋，但我依然充滿活力。除了歸功於步行，我找不到其他解釋，儘管我依然延續多喝水的習慣。自從開始本月挑戰，這段期間我總共搭乘 30 小時飛機，但我依然覺得元氣滿滿。

從倫敦回來後，我站上磅秤，發現自己又瘦了 0.7 公斤，比起活力滿滿，這更令我驚嘆不已，我居然在短短兩週內，單靠走路就瘦了 1.1 公斤。這趟出差由於行程太過緊湊，我無法照慣例常上健身房。此外，我每天都在外洽公或辦事，也幾乎每晚聚餐，

自然無法控制飲食（不過，我還是儘可能保持 5 月多蔬果少肉的習慣），不料體重不增反減。

然而，本週我的腳還是長了一顆大水泡，這都要怪自己，在倫敦為了時髦穿太緊的帆布鞋，沒有考慮到適不適合。此外，我在忙碌的日子裡還是抽不出時間多走路，令我感到挫敗，但我也學到寶貴經驗：可以利用不上班的日子彌補，在倫敦那幾天就是很好的例子。雖然最高記錄都是在異地觀光時締造的，我有信心回到紐約後，可以從事一些活動以達成目標，好比飯後散步。

第三週
多走路可抑制食欲並阻止各種成癮症發作

本週我每天早晨都要上《早安美國》，接下來是漫長的看診時段，我必須把出差 2 天未看的門診消化完畢。在忙碌的工作日裡，我的步行數始終沒有太大進展，第一天只有 3,889 步，第二天則是 4,963 步。

週三我搭乘夜間航班，這次飛往巴黎，出發前我匆匆跳上跑步機走了 20 分鐘。等待登機時，我試著多彌補些數字，但上機落坐後，我發現當天依然只有 4,584 步。本週可說是出師不利，令我相當氣餒，但我知道，只要在機上小睡一番，抵達巴黎後一定可以多走一些路。這趟旅行純粹為了玩樂，我和好友蘿拉打算

在巴黎度個小假期，我將以前所未有的方式欣賞這座城市，到時一定會有很棒的體驗。

如果要為接下來的 3 天擬定主題，非「步行萬歲」莫屬，我們整天都在走路。蘿拉寬容地任由我領著她到處走，我們幾乎是靠步行前往每個目的地。她戴著 Fitbit 智慧手環，我們在咖啡館裡花了數小時，比較她的 Fitbit 和我的 iPhone 統計的步行數。有趣的是，我的計步器數字永遠比 Fitbit 少了 20% 至 25%，這讓我對第三週頭幾天可憐的數字稍感安慰。還有一件事更令我訝異，這趟巴黎之行可謂名副其實的壯遊，第一天的成績是 16,513 步，第二天是 10,401 步，第三天是 19,021 步──目前為止本月的最高紀錄。

回程班機上，連續 3 天長途步行令我疲憊不堪，但身體沒有出現任何疼痛，連膝蓋都好好的。我的腳也沒有起水泡，因為我幾乎全程穿著上健身房用的帆布運動鞋，也事先考慮過整體穿搭，一方面避免自己看起來像個俗氣的美國觀光客，另一方面不會妨礙到步行。本週最後一天，我只走了 3,412 步，但我並不難過，因為看看本週平均數字──9,212 步，這已夠讓我驚豔了。

巴黎之行結束後，我感到食欲下降。自從 6 月多喝水挑戰以來，食欲已經比以往低，現在則更低，這一點同樣令我嘖嘖稱奇，畢竟我連續 3 天待在以奶油牛角麵包、巧克力舒芙蕾和各種美食

著稱的國度，居然不像以前一樣深受吸引。此外，自從 1 月不喝酒挑戰後，我格外留意飲酒量，這趟旅行也沒有如以往度假那般盡情飲酒，熱量自然減少了。

到了週末，儘管中間還去了一趟巴黎，我又瘦了 0.7 公斤。我感到腳步更加輕盈，精力上升。可以說到目前為止挑戰還算成功，我覺得心滿意足，一方面是體重減輕了，另一方面，我相當肯定自己面對這個挑戰愈來愈得心應手，這都要歸功於計步器。

第四週
多走路令人幸福

最後一週和本月許多時候一樣，從搭機開始。洛杉磯有工作等著我，於是我從巴黎返家後，隔天又搭上早班飛機，並利用登機前空擋在機場走了 4,229 步。

這趟出差有個好處，工作地點主要位於洛杉磯加州大學，行程之間唯一的交通工具就是雙腿。不過，為了保險起見，我當天早上已在飯店的跑步機走了 30 分鐘，事實證明這個顧慮是多餘的。到了中午，我的步行數已經超過每日目標，但我準備帶同事們上餐廳吃晚飯時，還是提議大家從學校走 2.6 公里過去。若照慣例我會選擇搭計程車，但現在只要時間允許，我希望能多走路，這個想法幫助我當天締造了 9,620 步。

隔天的起床時間早得離譜，為了趕搭回紐約的班機，鬧鐘必須設定在半夜 3 點 30 分，沒有閒工夫上跑步機，更別提冥想或其他早晨的健康習慣。班機降落在紐約，我跳上計程車，一進家門立刻換裝，隨即再叫一輛計程車，趕去市區主持慈善活動，幸好抵達時只晚了一點點。當天只走了 2,771 步，這是本月成績最差的一次，但我決定不要為此煩憂。我深知自己做得夠好了，再說，人在忙翻天的情況下根本不可能擠出時間做其他事，這是我最近領悟的道理。

　　隔天，我連續數小時看診，但仍設法利用和麥森散步的機會走了 5,803 步。接下來又是搭機趕場的行程，隔天早上我飛往底特律，因為克蘿伊整個週末都要在當地參加曲棍球賽。這次比上回前往洛杉磯的時間更充裕，我利用登機前空檔，繞著登機門步行，接著搭上前往底特律的航班。如果你來過底特律機場，一定不會忘記這裡有多大，我走了幾百步才從入境大廳來到租車櫃台。此外，克蘿伊每次參賽都要提早到場，比賽開始前，我有很多時間可以走來走去。比賽開始後，每節結束我就換一次座位，增加步行數。一天下來，儘管旅途花了很多時間，我還是達到 7,099 步，只差目標 400 步而已。

　　待在底特律的第一個整天，我總共走了 9,073 步。先是上跑步機走 30 分鐘，接著繞比賽場地，再來是為了找吃的上街去。

隔天，克蘿伊早上就有比賽，我繼續繞著場地行走，比賽結束後，我們走去知名的哈德森咖啡廳（Hudson Cafe）吃早午餐。隔天是搭機返家的日子，我們太早抵達機場，我請克蘿伊顧好行李，自己沿著底特律遼闊的航廈走了……兩趟。雖然步行數已經超過7,500步，一來可以消磨時間，二來因為當天不可能上健身房，我希望多少消耗一些熱量。曲棍球隊某位隊員的家長也是健身愛好者，我經過他身邊時，彼此會心一笑，他完全明白我在幹什麼。我們都有個熱愛運動的女兒，她們的球隊要求特別高，為了全程陪伴女兒，我們只好委屈自己，繞著機場轉圈圈。不過，我並不介意，特別是當天我看到計步器顯現 9,689 的好成績。

接下來兩天，我分別走了 8,907 步和 8,806 步，主要仰賴跑步機，其他則設法在診所多走動。到了本月最後一天，我發現當天的步行數低於 7,500，晚上我帶著麥森上頂樓，在這裡可以俯瞰燈火輝煌的紐約夜景，我們繞著圈子打轉，直到我確認當天總數來到了 7,523 步。

月底結算的時候到了，成績是平均每天 8,284 步，我感到無比雀躍又振奮，記不清已有多久沒這麼正面積極了。以前的我不會把多走路列入健身考量，現在我則以這項成就為榮。當然，我知道步行對基本健康很重要，但我將它提升到和飲食或呼吸同等地位，從事這個活動不只是為了保持活力、增進健康或健身，而

是為了活下去。我從未料到多走路好處這麼多，甚至在我沒空上健身房時，它還能代替傳統鍛鍊方式。

簡而言之，持續 4 週步行徹底扭轉了我的外貌和感受。我一直都是精力充沛的人，但當我開始少坐多動，這些額外活動至少為我提升了 25% 的精力。同時，我感到更平靜，彷彿步行是一種行動冥想。

這個月我頻繁地飛來飛去，包括幾趟有意思的小旅行，在這麼緊湊的行程中，自然無法常上健身房，但我竟瘦了 1.1 公斤，簡直不可思議。我的腹部變得更平坦，唯一的改變就是多走路。儘管走了這麼多路，除了倫敦之行腳冒出一個水泡，我的身體未曾疼痛，自從我換了鞋子，水泡也不再出現。最重要的或許就是，我這輩子從來沒有這麼熱愛步行。它讓我更快樂，我再也不覺得多走路挑戰是負擔或必須鞭策自己才願意勉強去做的事。

多走路的科學根據

近十年來，多項研究顯示，美國人不常走動，偏低的活動量正在損害全國人民的健康。許多報導紛紛打出聳動標題，諸如「久坐的危害等於吸菸」、「每天步行 15 分鐘就能保命」，以及「久坐是新型癌症」，雖然有些誇張，卻也讓我們不得不面對現實，

我們確實坐得太久，活動量太少，我們需要常常步行，才能促進健康、避免體重增加，降低罹患癌症、阿茲海默症和心臟病等慢性病的風險。步行還有更多驚人的好處，你只須準備好兩條腿就夠了，不需要特殊裝備，也不必加入健身房，也能達到減重和改善健康的雙重目標。

步行具有出人意料的減重效果

關於有效的減重方式眾說紛紜，近年最流行的莫過於低醣飲食法加高強度間歇式運動，二者都需要高度自律並大幅改變生活方式，但過重或肥胖屬於複雜的身心失調，無法單靠這兩種方式解決。儘管二者有很多經科學證實的益處，但體重管理專家深知，有些簡單可靠的方式對縮小腰圍也有很大的幫助，好比說多活動。

舉例說明，邁阿密大學（University of Miami）研究員在 2002年長達三個月的研究中發現，一般人每週只要步行 3 小時（相當於每週走 18,000 千至 27,000 步，或者每天走 2,600 至 3,900 步），比起攝取同熱量但沒有多走路的人明顯變輕。他們也發現，多走路的人體內膽固醇和負責囤積脂肪的胰島素都較低。

步行如何幫助你減重？原理很簡單，它協助身體燃燒熱量。美國運動委員會（American Council on Exercise, ACE）指出，

63.5 公斤重的人以 8 分鐘 20 秒速度步行 1 公里，每分鐘可燃燒 7.6 卡路里，步行 30 分鐘便可燃燒 280 卡路里。運動委員會專家也表示，你只需要每天走 10,000 步，每週就能燃燒 3,500 卡路里，相當於 0.45 公斤脂肪。

步行的減重功效甚至直達細胞。哈佛大學研究員發現，在人體內可找出三十多種肥胖基因，每天快走 1 小時就能阻止一半肥胖基因發威。換句話說，步行可以幫助你戰勝遺傳性肥胖傾向。可是你沒有時間每天走 1 小時？不用擔心，哈佛大學這項研究也發現，愈少動的人身上的肥胖基因愈活躍，意味著只要多走路，不管走幾步，就能降低肥胖基因的影響力。

▌多走路可抑制食欲、延緩飢餓並控制體重

儘管有些人心中存在誤解，但運動確實是抑制食欲最有效的方式之一，運動後你不會感到飢餓，這種狀態甚至能持續幾小時之久。還有更令人高興的一件事，你不需要運動到爆汗才能達到抑制食欲的功效，研究顯示，步行對於壓抑食欲及飢餓特別有效。楊百翰大學（Brigham Young University）2012 年的研究顯示，人們若在晨間步行，比起沒有步行的日子裡，大腦較少想到美食。奧地利茵斯布魯克大學（University of Innsbruck）研究員於 2015 年發現，只要快走 15 分鐘就能抑制對甜食的渴望。

步行降低罹患乳癌的風險

　　你可能已經知道，運動對預防乳癌有奇效。但最近一項研究指出，步行也能降低乳癌的發生率，即使是風險最高的族群也不例外。研究員發現，停經婦女每週至少步行 7 小時，比久坐的停經婦女減少了 14% 罹患乳癌的機率。疾病管制與預防中心建議美國民眾，每週從事溫和運動 2.5 小時，或從事激烈運動 1 小時 15 分。一項長達 11 年、針對 8 萬名步行者和跑者所作的研究發現，達到這項運動建議的人相較於沒有達到的人，死於乳癌的機率降低了 42%。

▌ 不論何時何地，步行都能令你振奮

　　我發現，步行大大影響了你對世界的感受和看法，不管心情多麼低落，也不管是不是每天只能繞著沈悶的辦公室行走。2016 年，《情緒》期刊發表一篇研究報告，指出步行能提升正面效應（保持正面心態的能力），不管最近心情如何，或者在何種環境下步行，我們都會感到精力充沛、生活充實、充滿熱情及樂觀向上。研究員的結論是，即使只是繞著單調的辦公室或灰暗的郊區街道走一下，也能振奮心情，讓心頭湧現快樂。

　　步行不僅令你快樂，還有助於對抗抑鬱、焦慮和壓力。美國

焦慮與抑鬱協會（Anxiety and Depression Association of America）的研究員指出，步行 10 分鐘可以減輕抑鬱、疲勞與憤怒，還能抑制焦慮，效果和 45 分鐘的運動一樣好。一趟短短的快走令你心情愉快，不會在你回到辦公室或家中後就失效，科學家聲稱，每走一趟效果都能持續幾個小時。

▌步行讓你更聰明

我在多走路挑戰中十分享受步行樂趣，因為它有助我思路清晰。據研究員表示，多走路可以提升認知功能，部分原因是走路為大腦帶來更多血液、氧氣和養分。定期步行可促進新神經元增生及腦細胞之間的連結，擴大海馬體（負責控制記憶），預防與老化相關的腦組織退化。基於上述原因，研究人員發現，步行能提升靈敏度和記憶力。

找不到解決問題的方法或想不出新策略？不妨試試步行。2014 年，史丹福大學（Stanford University）的研究員發現，步行可以提升平均 60% 的創造力。這群科學家的結論是，思考層面大幅擴張要歸功於步行，而不是沿途看到的風景，因為受試者都是在跑步機上完成測試。

▌步行比許多運動更能增加骨質密度

我有大量病患非常活躍，總是在騎車、游泳，或在哈得遜河上划船。我雖然建議他們規律運動，也會提醒他們，這些活動不具承重特性，無法改善他們的骨骼健康。這正是步行與眾不同之處。步行與跑步、舉重、跳舞等都屬於衝擊性活動，對骨骼施加壓力，刺激細胞增生，進而強化骨骼。你不需要跳很高或衝很快才能獲得這些益處。《美國醫學雜誌》1994 年刊登一項研究報告，指出女性即使一天僅僅步行 1 英里（1.6 公里），全身骨質密度都比那些很少走路的女性來得高。2002 年，布萊根婦女醫院（Brigham and Women's Hospital）的研究員發現，步行可減少 30% 髖關節骨折的機率。對於骨質缺乏或骨質疏鬆的病患，我建議他們步行時穿上加重衣，甚至建議上店裡採買生活用品時也穿，以便為骨骼增加有益處的壓力。

| 你可以這樣做 |

你每天該走多少步？

為了保持良好健康，每天走 10,000 步是最常聽到的建議，但若你最近很少走路，這個目標或許太遙遠。開始本月挑戰前，請先利用手機上的免費計步器應用程式，或者添購

一個可穿戴的計步器（詳見下文第一項），記錄自己目前每天走多少步。如果你每天走不到 2,000 步，不妨從 3,500 步開始，接著每週增加 500 步，直到每天目標 5,000 步，根據專家表示，若要保持健康苗條，這是每天應達到的最低標準。

步行非常簡單，如果你剛剛決定從現在開始進行，要將它排進每天的行程一點都不難。不妨這麼想：即使你的生活方式很少牽涉到走路，以後只要從這個地方移動到下一個地方，哪怕只是從臥房到汽車，你都只靠步行。這意味著你只須在每次步行時稍微多走幾步，就能實現多走路目標。不過，很多事往往知易行難，以下是十個小祕訣，幫助你在每天的生活中多多走路。

一、準備一個有用的計步器。手機裡免費計步器應用程式是我的多走路挑戰救星，它讓我每天迅速輕鬆地記錄自己走了幾步，看一眼就知道我還差目標多少，無形中激勵了我。當我看到當天超過 7,500 步時，喜悅油然而生。幾乎每種型號的 iPhone 都內建計步器，可在「健康」這個應用程式裡找到。此外，網路上也有無數免費計步器應用程式可供下載。如果你不想帶著手機步

行，可以考慮添購穿戴式裝備，比如 Fitbit 或 Apple Watch。

二、處理雜務、例行公事和通電話都是步行的好時機。你一定聽過這樣的建議：上班或購物時把車停遠一點、不搭電梯改爬樓梯，以及有事直接走去找同事，不要寄電子郵件。這些都是老生常談，而且是有用的老生常談。在日常雜務和例行公事中融入多走路挑戰，這是最輕鬆簡便、無縫接軌的做法。把出差或家務當作有趣的機會，看看計步器或 Fitbit 上的數字能增加多少。舉例說明，不妨注意一下走路去銀行辦事或者把洗好的衣服歸位，你到底走了幾步。還有一點要提醒，利用通電話的時間，不管是公事還是私事，務必一邊走一邊聊，繞行住家或辦公室都可以。

三、實實在在地遛狗。在開始本月挑戰前，我帶麥森出門幾乎都是為了讓牠大小便，除了不會弄髒家裡，對狗狗或我來說沒有額外好處。我現在很認真地帶著牠散步，也不過多花了 5 分鐘，卻能讓迫切需要步行的人與狗同時滿足需求。建議你從這個月開始，不要再隨意閒晃，不要只是被動等待你家的狗做完要做的事，而是好好利用這段時間，陪狗狗認真走一回，甚至可以比平常再多花一些時間。畢竟你都已經出門，在外面走來走去，多走個 5 分鐘不會耽誤時間，卻能為你締造多 500 步的成績。

四、慎重選擇步行用的鞋子。 我很快就發現，想要自動自發走上一大段長路，絕對不能穿著上班用的高跟鞋，或是為了追求時髦而設計的帆布鞋。從此我到哪裡都帶著上健身房的專用鞋，舉凡上班、到城區另一頭與朋友聚會，或者外出旅行等等。有時候我會直接穿著健身房專用鞋，包包裡放著高跟鞋，等到和朋友或同事碰面時才換上。你或許認為自己有本事天天穿著芭蕾平底鞋或騎士短靴走上 5,000、7,000 甚至 10,000 步，如果你真這麼做，整個月下來，你的雙腳、關節、骨骼和肌肉說不定會對你提出反證。

五、安排足夠時間步行至目的地。 步行 1 公里只需耗費 12 分鐘，但大多數人趕去商店購物、喝杯咖啡，或上健身房時，都不會走路過去。我們之所以懶得走，只是因為貪圖方便，並非真的抽不出時間，畢竟美國人平均一天花上幾小時看電視和瀏覽社群媒體。若你不願安排時間步行，你就永遠不會開始。我發現，只要我事先挪出 12 多分鐘，走去上動感飛輪或美國廣播公司開會，我就不需要開車或搭計程車，當天的步行數也會令我滿意。

六、為了走更多路，將你的挑戰化為社交活動。 當我把本月挑戰告訴家人、朋友和同事，得到了熱烈迴響，不管是利用 2 小

時午休或整整 3 天的旅行多走路，都有許多人急著共襄盛舉。這是強力支持的絕佳來源，整個挑戰也因此變成趣味盎然的團體賽。我和蘿拉在巴黎旅行時，整天忙著查看自己走了幾步，不斷比較她的 Fitbit 和我的 iPhone 上的數字，每次看到驚人的成績就熱烈慶祝。回家後，我開始和幾位朋友進行飯前或飯後散步，比起一同搭計程車或續攤，步行帶給我們更多和親友相聚的寶貴時光。我還知道其他方法，能將挑戰順利化為社交活動，比如說，如果你定期和朋友或同事喝咖啡，不妨帶著你們的飲料邊走邊喝。或者，把上朋友家吃午餐改為邊走邊聊，再到當地的公園野餐。只要你能優先考量步行，選擇其實非常多。

七、大處著眼，小處著手。本月你唯一能做的就是每天儘可能走更多路，但總會有一些時候無法達標，說不定是生了病、天氣很糟糕，或者你就是提不起勁來。這時不要灰心喪志，也不要打擊自我。我發現週末或者比較不忙時，我輕輕鬆鬆就能彌補平日的「差額」。反正 7 月有 31 天，就算哪天過得不如意，不要忘了你還有 20 幾天可以嘗試。

八、利用等待的空檔步行。每個人每天都會耗費部分時間等某件事情完成或等人，舉凡等同事、家人、朋友、咖啡、航班、

電梯，或者坐在自家車上等著接送孩子……清單可以一直列下去。我後來領悟到，把這些無聊時光改為邊走邊等，很容易就能衝高步行數。更棒的是，我現在比以前更享受等待搭機的時刻，這個月我就繞著溫哥華、倫敦和底特律機場走了幾圈。

九、準備步行專用的祕密武器。我本月的祕密武器是社區大樓的跑步機。只要當天成績不理想，我會上跑步機走 20 到 30 分鐘，多麼快速又簡便的好方法，一次就能補足幾千步。我知道不是每個人都有跑步機可用，想要一次締造大量步行數，方法不只這一種。經營「飢餓女孩」（Hungry Girl）部落格的麗莎・莉蓮（Lisa Lillien）推出受歡迎的在家步行，只需要繞著室內走就行了，可說是衝高步行數的簡便方法。此外，也可以利用操場跑道、室內或室外購物中心，或者附近公園之類的場地步行。

十、安全至上。步行是保持身體健康的要素，但若為了步行而將生命或肢體置於危險當中，反而得不償失。因此我建議，絕對不要在夜間或者一個人在不熟悉的地帶步行。此外，不管你住在哪裡，都不應該邊走邊用手機傳訊息。本月挑戰結束後，我和孩子互相約束，以後絕不會邊走邊傳訊，因為潛在的危險實在太多了，可能會遇上搶快的汽車、摩托車或腳踏車，或者不小心跌

進洞裡，建築工地周邊也有許多風險，有時還會突然遇上十字路口。即使你不是住在都市裡，邊走邊滑手機也會令你無暇注意周遭環境，你可能遇到怒氣沖沖的狗、突然轉過來的車子，或者沒把你放在眼裡的其他人。

8

八月 挑戰

謹慎使用 3C

我的版本

我在美國廣播公司工作，這幾年可以說被新聞包圍，當中很多都在探討美國人對科技用品上癮。簡而言之，我們永遠在滑手機、用筆記、桌上型、平板電腦、Apple Watch 和其他裝置，往往不是因為有正經事要辦，沈迷 3C 正在危害我們的心理、生理、情緒及社交生活。我的孩子說這種人叫「低頭族」，也就是在社交場合中不理會旁人，因為全程忙著滑手機（這個詞並非只是 Z 世代基於好玩發明的，媒體也會廣泛應用，甚至出現在某些探討科技成癮問題的醫學報導中）。很遺憾，小孩拿這個詞來形容我，因為我們之間的互動不像一般親子的模式，通常埋頭滑手機的都

是我，孩子們往往因此而惱怒，覺得自己被母親冷落。他們當然有充分的理由生氣！

雖然我不應該找藉口，但還是要說明，我常盯著手機是因為病患的需要不一定會配合朝九晚五、週一到週五的時段規律出現，身為醫生，我有不得已的苦衷。此外，我還有美國廣播公司專用的工作手機，必須一週7天、每天24小時開機待命，以便應付緊急醫療問題、重大醫療新聞，以及固定在節目上現身。為了做好這兩份工作，我必須不間斷開機，隨時保持連絡，找不到人這種事不能發生在我身上，絕對不行。

然而，當我開始思考自己日漸深陷3C的生活，我知道其實大有問題。我每天都會收到幾百封電子郵件，99%需要回覆，但不一定需要立即回覆，只不過往往很難判斷哪些是緊急事件，哪些又可以幾小時或幾天後再處理。我每天也會收到20多則各方傳來的訊息，許多都需要來回溝通數次。我就跟擁有手機的人一樣，都是用手機瀏覽社群媒體，70%為了公事，30%為了私事。有空時，我會回覆推特和IG上的粉絲貼文。為了得知最新醫療訊息，我也會每1、2小時查看推特。此外，我有兩個臉書專頁，也是分為一公一私。我還會把手機當成筆電來用，在上面瀏覽當天的新聞，或者因應朋友、病患或《早安美國》所需搜尋醫療文章。

夜裡我會將手機擺在床邊，早上醒來時，第一件事就是滑手機。不管是準備出門、搭計程車前往《早安美國》，甚至是搭電梯上攝影棚，我都盯著手機。我在診所的辦公室總是一邊吃午餐一邊用手機，偶爾甚至同時使用桌上型電腦和手機。我走路上班或上健身房時，似乎永遠離不開手機，一直在傳訊息、讀某個東西或者寄電子郵件。回到家後，手機也會出現在晚餐桌上，甚至當我爬上床準備睡覺，它也隨侍在側。簡而言之，我要不是正在上《早安美國》或在診所和病人談話，就是幾乎都在滑手機。

　　最糟糕的是，我明知手機讓我總是忽視周遭環境，已經妨礙我的人際關係，害我不能活在當下、也讓我無法全心全意享受美食以及和親友相處的時光，但我卻依然故我。我漸漸注意到自己沈迷手機的習慣，可以說有兩大「功臣」，一是被自己正值青春期的孩子活逮，另一是跟男友相處。我和他在一起時，手機宛如消失不見，我會有幾個小時不去看它，這意味著我是真的活在當下，整個人煥然一新！我不禁懷疑，沈迷手機的習慣在某種層面上也影響了我的健康。因此我決定，將「謹慎使用 3C」定為挑戰目標。

　　不過，該如何設計真正有用的挑戰，好讓我不再那麼依賴手機？這可不容易。不沈迷 3C 是每個人一輩子的課題，畢竟大家於公於私都需要用到手機、筆記、平板、桌上型電腦和各種科技

裝置。我知道自己無法完全脫離這些東西，為了設定挑戰目標，我必須仔細檢視日常行程和生活方式，盡快找出最適合擺脫手機的時段。

對我來說，不需要滑手機的時段莫過於在紐約市步行，自從完成多走路挑戰後，我一直嘗試每天多走一些路。透過上個月的挑戰，我領悟一個道理：走路時盯著手機不僅危險（近 10 年來邊走邊傳訊息的人當中，有 5,000 多人意外身亡，還有 11,000 多人受傷），事實上也沒這種必要。當我走路去上動感飛輪或前往美國廣播公司辦公室時，短短 15 分鐘不碰手機，難道真的會錯失什麼緊急訊息？就算真的收到必須回覆的電子郵件或訊息，難道我有本事一邊輸入恰當回覆，一邊趕在時間內抵達目的地，還能注意到沿途的計程車、汽車、坑洞和行人，不會發生任何意外？絕對不可能。

本月挑戰就和 5 月的少肉多蔬果一樣，我不想完全除掉某個東西（這次是手機），而是要找到更正面的代替品。我下定決心，本月走路時不滑手機，而是好好欣賞周邊景色，我發現自己已經多年不曾觀察周遭環境。8 月的紐約氣候溫暖，街上相當熱鬧，你永遠不知道自己會遇見什麼人事物，可能是湊巧碰見名人、發現新餐廳，或者哈德遜河上出現美麗的落日。總之，你必須全神貫注，專心觀察。這些年來，我竟連紐約最著名的地標也毫不在

意，沒能仔細欣賞。比方說，我已有多少次走過美得令人屏息的林肯中心（Lincoln Center）園區，卻不曾好好看它一眼？我認為可以從這個目標著手：步行時不用手機。之後我再將挑戰延伸開來，希望能找到更多新方法，幫助我減少使用 3C 的頻率。

第一週
30 分鐘不用手機就有驚人益處

本月第一天氣候溫暖、陽光普照，非常適合進行夏日徒步，我打算從住家步行前往位於上西城（Upper West Side）的美國廣播公司。然而，我踏出家門時，必須口頭提醒自己把手機收進皮包裡。畢竟按我的極重度使用頻率來看，它已不是附屬品，簡直是身體的一部分。

收起手機，開始步行，我忽然覺得自己宛如這座城市的觀光客。往美國廣播公司的 15 分鐘路程我走過很多遍，不用看也知道怎麼走，我也確實不曾好好抬眼看過，總是一直對著手機「埋頭苦幹」。我第一眼看到林肯中心就深受吸引，它在晨光中宛如古代神殿，令人目眩神迷。街上剛剛出現人潮，咖啡廳正要開門營業，工作人員將桌椅擺上人行道，攤販也推著餐車就定位，開始販售咖啡和椒鹽捲餅。感覺彷彿一整個新紐約忽然展現在我眼前，這座我深愛多年的城市，我已好長時間不曾細細品味。

這次步行，我從頭到尾沒有拿手機出來，即使我知道有人傳來訊息和電子郵件，我也沒有看一眼。不過，我一走進美國廣播公司的電梯就立刻拿出來看，有點怕趕不上回覆重要訊息。但當我發現那 15 分鐘裡根本沒有發生什麼天大的事情，不禁鬆了口氣，我相信這麼做一定會成功。

　　本週我有 4 天走路來回美國廣播公司和動感飛輪課，前往動感飛輪教室的單趟路程需耗費 30 分鐘。只要把手機收進包包，途中我絕不會再拿出來，但我還是必須每天提醒自己把它收起來，因為拿著手機已經成了反射動作，不特別提醒的話就會下意識去看它。

　　本週其他日子裡，沒有進行無手機步行時，我允許自己正常使用它。但我會多多注意，提醒自己不要一直當低頭族。我和家人或朋友外出時，若聽到來電鈴聲、嗶嗶或叮咚等通知鈴聲，也會刻意壓抑一把抓起手機來看的衝動。

　　日子一天天過去，我開始感到無手機步行期間及結束後，我的心情變得更平靜。整趟路程寧靜平和，不再像邊走邊滑手機那般「壓力山大」，以前我總是忙著回覆訊息和電子郵件，還要同時閃躲路人、坑洞、騎車的郵差和繁忙的交通。自從收起手機，正面效果逐漸出現，我忽然很享受這 30 分鐘到 1 小時的寧靜時光。無手機步行的功效就和冥想挑戰一樣顯著，到了週末，我覺

得更放鬆，也更有能力應付壓力。我也漸漸開始熟悉這座城市，以前不曾好好看它一眼，現在我會注意到某些餐廳或商店，想當然它們都不是新開張的，只是我從沒發現。

然而，到了週末，我發現這次挑戰不同於以往，我到現在還不知道要如何設定目標。除了在城裡步行時收起手機，我希望還能找出其他適合比照辦理的場合，但我不知道如何進行這項挑戰，才不會損害到我身為醫生和記者的職責。話又說回來，我並沒有被這件事難倒，而是很期待後續實驗，希望能找出更謹慎使用手機的好方法。

第二週
要為睡個好覺做準備，不要睡前還忙著滑手機

我不斷思考該如何順利進行本月挑戰。比方說，我該不該每天設定幾小時不碰手機？或者，該不該訂鬧鐘，鈴響時才去查看並回覆電子郵件？第二週頭兩天，我都在盤算這些選擇，並持續進行無手機步行。

本週過了一半，我終於想到一個方法：就寢前不滑手機。我知道睡前滑手機或者看各種螢幕都會干擾睡眠，此外，我認為在就寢前（通常晚上 9 點左右）沒看到的郵件或 IG 貼文，隔天再看也無妨。再說，我何必睡前還得去看那些可能令我「壓力山大」

的郵件呢？我決定還是把手機擺在臥室裡，萬一美國廣播公司對於隔天早上的節目有疑問，或者孩子需要跟我連絡，我還是能及時應對。

睡前這段全新的自由時間讓我有機會思考一個問題：對於那些深夜或一大早傳來的電子郵件和訊息，為什麼我老是迫不及待要回覆？對方難道真的希望半夜 12 點半或凌晨四點半收到回音？說不定他們根本就沒這麼想。既然如此，他們又何必挑這種時間發信？我必須承認，對於早上 5 點起床後立刻寄信或傳訊息，我其實挺內疚的。關於如何及何時使用手機，我決定這個月要更謹慎面對，考慮要更周到。

本週我進行了三趟無手機來回步行，前兩趟往返美國廣播公司，第三趟往返動感飛輪課。其他日子裡我忙到沒空徒步，週末也無法上動感飛輪課，也就沒有機會進行第四或第五趟步行。好消息是，我現在步行時更加主動收起手機，雖然還是會有一點點掙扎。

我依然在努力尋找對付手機成癮的其他方法，諷刺的是（但也許是意料中的事）我開始想著，當今有沒有什麼科技能幫我減輕對科技的依賴。老實說，要是有某種可以戴在手上的提醒裝置，每當我伸手拿手機時它就會震動，我一定立刻買來戴上。

大體上我還滿喜歡目前制定的計畫——包括無手機步行及無

郵件夜晚，因為這兩項都可以持續下去。這意味著一方面我成功減少了使用手機的頻率，採用的方法也可以持續到下個月沒問題，另一方面，我愈來愈留意甚至關心自己使用手機的時間。一月不喝酒挑戰讓我知道自己每次喝下多少酒，這次挑戰也是一樣，我開始留意自己多麼頻繁地使用手機，以及它如何影響我的人際關係和社交生活。

第三週
少用手機意味著有更多時間陪伴親友

我持續減少夜裡使用手機的頻率，並開始煩惱在這段自由時間裡要做什麼。我終於明白，以往我每隔 2 分鐘就要查看一次電子郵件，外加瀏覽每個社群媒體帳號的頁面，這讓我覺得自己產能滿檔。但我知道這種感覺其實很荒謬，除了看起來像個手機成癮的瘋子，我何時締造過豐功偉業？

然而，少了瘋狂滑手機，我覺得心情低落，彷彿沒把該做的事情做好。難道這就是活在當下該有的感受？若是我真的活在當下，是否意味著我產能滿檔？在不碰手機的夜裡，我開始思考這些問題，目前還沒有答案，但我覺得這樣更好，我想再多沈澱一段時日，總之一定會找到足以改變人生的結論。

我在第三週特別關心自由時間的運用，因為本週沒有任何工

作或社交上的聚餐，這種情況非常罕見。有時候，我覺得擁有放鬆的休息時間很幸運，但其他夜裡若沒事幹，我往往坐立不安、憂心忡忡。我嘗試進行以往各項挑戰，如果當天步行數偏低，剛好可以利用這段自由時間補足。此外，我也會安排有氧運動，甚至當天早上漏做冥想或伏地挺身和棒式時，我也會在晚上補做。

我前往科德角和克蘿伊共度整個週末，她在當地參加曲棍球訓練營。出發前，我心想：這次出城後減少與他人互動，究竟會讓我恐慌不安還是無憂無慮？不過，我已經好一陣子沒見到克蘿伊，我只想專心和她共度這幾天。此外，我也暗自希望，她會注意到我不再頻繁地低頭滑手機。

我果真不再頻繁滑手機，整個週末有更多時間陪伴女兒。我專心活在當下，心情變得更平靜，也覺得更有參與感，但並不是因為我正在度假，每次出城，我往往比平時更忙亂，既擔心有什麼差錯，又怕距離病患或攝影棚太遠，有緊急情況時鞭長莫及。這次的心情完全不同，意味著挑戰奏效。更重要的是，女兒注意到我謹慎使用手機，專心活在當下，這是挑戰成功所能獲得最美好的禮物。

第四週
休閒時刻遠離 3C，從有趣到有意義

　　結束科德角短途旅行，我隨即踏上長達 9 天的義大利之旅。
自從上大學，我每回長途旅行都離不開工作，這次終於可以完全
享受度假樂趣，內心無比雀躍。同時，我也想知道在這 9 天我會
如何處理手機。我曾經到禁用手機的水療中心度個小假，園區內
所有公開場合都不能使用 3C，只能在自己房裡用。這次我和男
友結伴同行，雖然沒有安排住進這種地方，為了彼此好，我們還
是決定盡量活在當下。此外，我希望儘可能讓本月挑戰劃下完美
句點。

　　離開紐約前，我採取了前所未有的行動：為診所和美國廣播
公司寄來的電子郵件設定「不在辦公室」自動回覆功能。在進行
本月挑戰前，我絕不會料想到自己有一天會斷絕工作上的聯繫，
以往就算出國，我還是會保持連絡。我不得不承認，很怕出門
這段時間發生天崩地裂的大事，但我依然希望在義大利享受徹底
「斷電」的休閒時光。我告訴自己，很多忙碌的成功人士使用「不
在辦公室」自動回覆功能，他們的生意、事業和政治生涯依然持
續，不曾因此而中斷。

　　到了義大利，我決定隨身攜帶手機（這樣才能使用計步
器！），我也會看一下訊息，孩子們或雙親難免有事找我。不過，

由於歐洲和美國有時差，加上幾乎每個人都知道我在進行謹慎使用 3C 挑戰，我認為應該不會有太多人傳訊息過來。

整趟旅程中我只瀏覽兩次電子郵件，其實是為了確保自動回覆功能正常，而不是為了確認有沒有漏掉什麼天大的消息。我在 IG 貼了幾張照片，但沒有去看動態消息頁面，也沒有回覆任何評論。我甚至完全沒去看推特，我認為，要是醫療圈或全世界發生什麼驚天動地的事件，我在義大利也一定會耳聞。

9 天後出現驚人成果。比起以往的假期，我覺得自己這次更投入，更加活在當下，也變得更輕鬆。我已有多年不曾度這麼長的假，也百分之百確定沒有人會希望我回應或連絡，但當我沒有埋首 3C 而世界依然在地軸上轉動，這個發現仍令我無法置信。

這週我還有另一個領悟：儘管東奔西跑、拖著笨重的行李箱，還得睡在陌生的床上，我竟覺得全身更鬆弛而柔軟。平常上班時，我偶爾會覺得脖子僵硬，因為我一直低頭看手機。此外，我的姿勢變得更挺，因為不再長時間盯著螢幕，肩膀沒有垮下來。我一直持續步行，做伏地挺身和棒式，這些確實改變了姿勢，但不滑手機照樣能讓我挺直上半身和脖子，簡直大出我的意料之外。

到了月底，我決定繼續對付手機成癮問題。我已多年不曾活得這麼專注和投入，現在我不管做什麼都樂在其中，不像以前總是心不在焉。一開始我還擔心自己會產能低下，但到了月底，我

終於明白產能不減反增。不再把時間浪費在漫不經心地滑手機，而是靜心獨處，不但能讓大腦充分思考，也能激發創造力，腦子有餘裕思索各種人生課題，設想解決方案，度過難關，日子也就更好過了。我曾以為頻繁使用手機提升我的產能，但事實上，我透過本月挑戰發現，手機只會偷走寶貴時間，阻礙我過更充實、有意義的人生。

這次挑戰還有另一個好處。到了月底，親友（特別是孩子們）都很高興相聚時我願意放下手機，專心陪伴他們。我漸漸發現，在公共場合、餐廳、火車和街上，很多人都忙著滑手機，無視周遭親友的存在。以前我也是這樣，但現在，我告訴自己，絕對不要重蹈覆轍。

謹慎使用 3C 的科學根據

美國人每天盯著手機的時間長達 5 小時。根據蘋果公司蒐集的數據顯示，iPhone 用戶每天查看手機高達 80 次，一年高達 30 萬次。至於社群媒體，臉書將近 75% 用戶每天至少瀏覽頁面一次，而瀏覽多次的人高達半數以上。重點在於：如果你認為自己沒有這種問題，說不定需要再想一想。就算你非常肯定自己絕對沒有問題，根據科學研究，學習謹慎使用 3C 的技巧，進而減少

沈迷科技產品，對你依然好處多多。

▍ 沒錯，3C 上癮的害處可能和毒品一樣嚴重

談到上癮，大家多半會想到毒品、酒、菸、賭博，甚至性愛和糖。我們很少想到 3C，儘管 95% 美國人持有手機，還有將近 70% 使用社群媒體，這樣的比例遠遠超過沾染某些惡習的人數。比如飲酒，據統計上個月只有 56% 美國人喝了酒。網路與科技戒癮中心（Center for Internet and Technology Addiction）表示，90% 美國人過度使用、濫用智慧手機、電腦、社群媒體和網路。

對 3C 上癮不僅僅是當代某種學說，而是真實發生的情況，它會造成許多重大健康問題，包括焦慮、抑鬱、失眠、心情劇烈起伏、社交孤立、孤獨、體重增加或減輕、頸部或背部疼痛、腕隧道症候群、頭痛、視力問題，甚至增加自殺風險。

▍ 智慧手機可能會害你變笨

科技專家尼可拉斯・卡爾（Nichola Carr）2017 年在《華爾街日報》（*Wall Street Journal*）發表〈智慧手機如何劫持我們的心智〉（*How Smartphones Hijack Our Minds*），他在文中指出，手機使我們很少鍛鍊記憶力，因為需要知道和回憶的事物，只要滑一下手機就查得到。他的結論是，這造成一個現象：不管我們

被多少訊息圍繞，存在記憶裡的東西愈少，我們就愈少思考。

　　譴責手機腐蝕智力的不只卡爾。奧斯丁德州大學（Austin University of Texas）研究員於 2017 年發表研究報告，指出當手機不在身上時，人記住和處理訊息的能力就會顯著提升。2013 年，麥吉爾大學（McGill University）研究員發現，長期依賴智慧手機或科技裝置的導航功能，而不是利用大腦處理空間的能力，將導致腦部海馬體的活動力差，灰質也少。其他研究也指出，網路的重度使用者很難專心，也很難辨別真偽。研究員表示，智慧手機也會害我們不做白日夢，失去創意思考和解決問題的能力，那些讓你跳起來大叫一聲「啊哈！」足以改變人生的成功或快樂，也會一併消失。

你是否對 3C 上癮？

　　當你無法使用手機、電腦或科技裝置時，哪怕很短暫，你是否也會焦慮不已？閒暇時你是否花更多時間在手機、電腦或科技裝置上，很少從事休閒活動或與親友相處？你睡覺時手機或電腦是否開機，而且擺在床邊，睡前最後一件事和起床後第一件事都在滑手機或用電腦？你是否經常忽視周遭發生的事，因為你只顧盯著螢幕？上述問題只要有一個答案

是肯定的，也就意味著你可能有 3C 成癮問題。你可以上網路與科技戒癮中心官網查詢更詳盡的分析報告，他們會要求你回答這類問題：「你是否發現自己常傳訊息、上推特或使用電子郵件，但很少當面和別人談事情？」以及「你是否發現自己每天多次下意識地查看手機，就算你已知道可能沒什麼新鮮或重大事情需要你關注？」如果你發現或認為自己確實有成癮問題，不妨和醫生談談，只要是心理醫生或了解3C 成癮的治療師都可以。市面上也有很多自助書籍、課程和支持團體，有些屬於網路資源。根據專家建議，可以的話不要在網路上找，以免加重你對 3C 的依賴。

▍ 手機正在破壞你的社交生活

　　科技產品造成社交孤立，這已經不是什麼新聞，事實上，手機正嚴重破壞我們的社交生活和整體幸福。研究顯示，即使只滑一下手機也可能令你不想花時間和他人相處，或者不想協助親友。研究員表示，這是因為智慧手機讓大腦誤以為自己和他人傳訊息、通電子郵件或在社群媒體上互動，已經滿足了我們的社交需求。

根據皮尤研究中心（Pew Research Center）的研究，89% 的人在社交場合中照樣滑手機，當中有 82% 坦承這麼做確實妨礙了他們的談話和社交樂趣。英屬哥倫比亞大學（University of British Columbia）研究員在 2018 年的一項研究中指出，把手機擺在晚餐桌上的人比較享受不到他人的陪伴（或眼前的餐點）。低頭族在社交場合中忙著滑手機，忽視親友和同事，在他人眼中看來既自私又失禮。夫妻或情侶之間有一人沈迷手機時，另一方往往會對這段關係感到失望。

智慧手機成了現代人的社交安樂毯，我們在社交場合抱著手機埋頭苦幹，沒有和別人交流，社交技能因而欠缺發展，這在青少年和年輕人身上特別明顯。如此一來，我們結交新朋友、拓展生意，以及培養新嗜好的機會也隨之減少。

▌沈迷 3C 令人焦慮、壓力大、孤單甚至抑鬱

每天使用 3C 數小時的人，比謹慎使用者有更高機率面臨孤單、寂寞、抑鬱、焦慮等問題，甚至更常出現自殺念頭。科學家表示，人的腦部和身體不是為了連續盯著螢幕數小時而設計。和親友相聚、工作、烹飪、運動、戶外活動，甚至做白日夢對心理和情緒健康來說非常重要，但人們往往為了 3C 而犧牲這些活動的時間。《情緒》期刊 2018 年刊登一篇研究報告，研究人員以

100 萬名青少年做為研究對象，發現在螢幕前花最少時間的人比那些忙著傳訊息、瀏覽社群媒體、視訊聊天、上網和玩電子遊戲的人快樂得多。研究員也發現，調查對象的生活中每增加一項與螢幕相關的活動，不快樂指數就會更高。每天泡在 3C 超過 5 小時的青少年，比起那些少於 1 小時的青少年，不快樂的機率高出兩倍。

　　智慧手機也會以某些特定模式令我們「壓力山大」。3C 產品讓大家一週 7 天、一天 24 小時隨時都能上網，這實在不是一件好事。研究員發現，不管重不重要，資訊一直在流動，不曾停歇，隨時可能有信件和新聞傳來，令人壓力破錶。由於訊息和新聞持續出現，一旦手機不在身邊，哪怕只有幾分鐘，都會引發焦慮和錯失恐懼症（生怕漏掉什麼）。事實上，加州州立大學研究員於 2017 年發表一項研究，指出某些人漏接電話或沒能立刻回傳訊息時，可能會感到壓力超過負荷。

　　臉書和 IG 之類的社群媒體也會讓我們頻頻與他人比較，即使他們頁面上貼的都是刻意要給大家看的，往往只展現出好的一面，而不是正常的一面。這種比較讓人覺得自己很無能，降低自我價值感，甚至令人抑鬱。

智慧手機可能讓你一夜之間變老

事實證明，在網路上尋找最好的抗老乳霜或精華液，不是倒轉時鐘的最好方法。2018 年，《氧化藥物與細胞壽命》（*Oxidative Medicine and Cellular Longevity*）刊登一項研究報告，指出手機會讓皮膚細胞提早老化，因為它發出的高能量光會加速皮膚變老。每天盯著手機數小時的愛美女性，聽到這個消息恐怕會嚇壞。

不只如此，手機重度使用者可能會出現「科技頸」，因為埋頭盯著手機數小時，頸部皮膚較薄的地方產生皺摺，最後就形成皺紋。長時間看手機上的訊息，由於字體太小，通常會瞇起眼睛，如此一來會刺激眼周和額頭細緻的皮膚，進而出現細紋。

如果你將手機貼著臉頰講話，它發出的熱會增生皮膚黑色素，進而導致黑斑。最後要提醒的是，亞歷桑那大學（University of Arizona）研究員於 2010 年進行研究，發現手機的細菌比馬桶多十倍，這對你的皮膚和全身健康並不好。當你沒有使用耳機麥克風，而是直接以手機通話，你的臉可能會出現紅疹或痤瘡。

3C 在不知不覺間偷走你的睡眠

當代所有包含螢幕的裝置，比如手機、電腦、平板、電子書閱讀器和電視，幾乎都會發出藍光，它會干擾身體的睡眠與清醒自然循環功能，害我們無法入睡，頻頻失眠。科技產品往往令人

上癮，研究顯示，睡前還在使用智慧手機和電腦的人，比起早早關機的人更容易熬夜，無法好好睡一覺。根據我的經驗，睡前還在收電子郵件、瀏覽動態訊息頁面或社群網站，你看到的訊息可能會令你活躍或有壓力，或者心情受到干擾，在應該放鬆的時刻反而讓腦袋高速運轉。70% 的美國人把手機擺在床邊，如果你也是其中之一，而且沒有關機，半夜那些嗶嗶聲、砰砰聲、嗡嗡聲或叮咚聲可能會把你吵起來。

▌ 忘掉低醣這回事，少用 3C 就能幫助你減重

　　3C 居然跟變胖有關，這是個令人吃驚的消息，但確實如此，筆記、桌上型電腦和手機不僅僅是一種裝置，它們還會妨礙並控制我們的生活方式。舉例來說，沈迷手機或筆記電腦會帶來壓力，害你不能睡一場好覺，而壓力和睡不好都會導致體重增加。數個研究也表明，人在使用手機或其他科技產品時，哪怕只是傳訊息，都比較容易過量飲食，還會選擇較不健康的食物。當我們把心思都花在 3C 上，不會專心享用面前的餐點，之後很可能還想吃別的東西，以便獲得滿足感。

　　3C 不僅影響你對食物的選擇，還會剝奪你的行動力。研究顯示，對 3C 重度成癮的人運動量也最少。你是不是那種帶手機上健身房的人？研究顯示，上健身房運動或者慢跑、騎車、健行或

在外步行時滑手機的人，比較不可能達到心臟劇烈跳動的運動強度，也比較容易中途放棄，或是為了回覆訊息或電話而休息太久。同樣的，3C 也讓我們變得懶散，有事找家人或同事時，只需要打一通電話或傳訊息，不必專程跑去找他們。此外，我們還可以在筆記電腦上叫外送，不必自己煮飯或外出覓食。我們還可以隨時欣賞任何節目，不必從事那些需要離開椅子或沙發的活動。

▌ 3C 正在破壞你的姿勢、視力和靈敏度

為什麼 20 幾歲年輕人的脊椎往往像 3、40 歲一樣有毛病？根據脊椎按摩師表示，主因是沈迷 3C。他們說，這個問題源自長年低頭盯著手機，根據《外科科技國際》（*Surgical Technology International*）期刊 2014 年發佈的研究，這會對你的脖子和背部增加大約 27.2 公斤壓力。經年累月下來，持續的增壓加上使用 3C 時彎腰駝背，將造成身體疼痛和持續性的姿勢問題。在較嚴重的案例中，患者因長時間使用電腦和手機，椎間盤遭到壓迫，因而神經長期受損。

這些科技裝置不僅使我們的背部受傷，也害我們罹患數位視覺疲勞，以致視力飽受摧殘。大約 60% 的美國人有數位視覺疲勞，情況可謂相當嚴重，它會造成頭痛、眼睛乾澀、視覺模糊、疊影和不舒服。只要減少使用 3C，這些症狀就會減輕，但也有

些人會持續好一陣子。研究表明，長期受到 3C 螢幕的藍光照射，眼睛細胞也會發生變化，進而增加黃斑部退化的風險，甚至會導致失明。

還有一點要提醒，長時間滑手機、傳訊息和在智慧手機上打字，也會造成手指抽筋、手腕疼痛與手部發炎各種問題。數個研究也已發現，使用手機和腕隧道症候群密切相關。

▎智慧手機甚至會要了你的命

重大交通事故發生率近年來大幅增加，重要機構如國家安全委員會（National Safety Council）將肇事主因歸咎於駕駛分心。在現今所有汽車死亡事故中，約有 15% 源於駕駛使用手機，每年導致美國數千人死亡及數十萬人受傷。國家公路交通安全管理局（National Highway Traffic and Safety Administration）專家表示，行車中使用手機的致死風險甚至比酒駕還要高。他們聲稱，只消低頭看手機 3 秒鐘就可能發生追撞，如果當下你的時速高達 88 公里，3 秒鐘就能開過一個橄欖球場的距離。當然，你需要擔心的不只是自身安全，分心的駕駛還會導致其他駕駛、乘客、機車或單車騎士及行人死傷，這個錯誤很可能毀掉你的下半輩子。

近年行人死於交通事故的比例也節節升高，因為有非常多民眾邊走邊用手機傳訊息。不管你住在像是紐約這樣的繁忙都會，

還是郊區或小鎮，由於你完全沒有注意周遭的汽車、卡車、單車、路面不平、樹木、坑洞和電線桿，只顧盯著手機，很可能因此受傷。國家安全委員會指出，除了街上的危險事故，民眾邊走邊滑手機而受傷，最常發生在家中，不外乎被家具和地毯絆倒，或是撞上意料之外的物體。基於上述種種原因，委員會現在已將「走路不專心」列為危害公共安全的行為。

你可以這樣做

不管你是個 3C 重度使用者，或者你認為自己很有自制力，若要節制使用桌上型、筆記、平板電腦、智慧手機和社群媒體並不容易。3C 在我們的生活中隨處可見，可能早就在不知不覺間成為日常的一部分。或許這項挑戰最難之處在於，為身為讀者的你量身打造專屬版本，好讓你學會謹慎使用 3C。如果你平常沒有長時間步行的習慣，或者你步行時本來就不會只顧埋頭滑手機，那麼我一開始設定的「收起手機步行」目標對你來說並不適合，無法助你完成本月挑戰。這就是下方第一項祕訣如此重要的原因，你必須花時間徹底分析自己的使用習慣，接著擬定最佳策略，助你擺脫對 3C 的重度依賴。一旦第一項順利完成，其他九項祕訣就能協助你掙脫 3C 牢籠，再次重見天日。

一、**充分內省**。每個人都有不同的工作需求、日常習慣和個人偏好，這些差異主宰我們如何及何時使用3C。以我為例，我最大的問題是過度使用手機。而其他人則可能是花太多時間在桌上型、筆記、平板電腦、智慧手環或者不只一種設備。有些人則可能沈迷於某個平台，例如社群媒體、電子郵件或網路。第一步要做的是了解自己被什麼影響，請花些時間自省，找出你在何種場合會過度使用哪些3C裝置。

一旦找出癥結所在，就可以配合每天的行程和生活方式，為自己量身打造解決方案。舉個例子，如果你每次步行不超過5分鐘或者超過但從不滑手機，那麼我的無手機散步方案就不管用。好好分析你每天的行程，找出可以減少甚至完全不用3C的時段和活動。請抱持開放心態，設計每天和每週限制使用3C的階段目標。我從不認為自己的方案能順利助我在本月培養產能更高的習慣，但至少，我建議你在用餐或社交場合停止滑手機，因為那真的很失禮，還會妨礙你的人際關係、消化功能和身心快樂。

二、**跨出一小步**。如果你知道自己離不開手機，或者工作上必須整天使用電腦，不要一開始就設定連續數小時不用裝置的目標。我最初設定是：在幾乎每個工作日都會從事的一項活動中收起手機，時間大約30分鐘至1小時，確保我第一天挑戰就能成功，

這個目標可以說既實際又能持續下去。按這個邏輯來看，一開始設定較小的目標，再隨著時間慢慢擴大，這種做法可行性較高，若想一步登天則極易失敗。記住，終極目標是限制 3C 使用時間並徹底改變你對它的依賴，因此，只要能助你更接近目標就是好方法。

三、**關掉通知**。我們對手機和電腦重度上癮，原因之一是它們一直在嗶嗶響、嗡嗡叫、叮叮咚咚和唧唧喳喳，不厭其煩地提醒我們有新電子郵件、訊息、推特貼文、評論、新聞報導，甚至要你進行毫無意義的升級。科學家表示，這些通知會觸發多巴胺反應。我們每幾秒看一下手機，急著查明未知訊息或貼文內容，加上手機一直叮咚響，讓我們覺得自己好像很重要，以為有人甚至全世界都在關注自己，凡此種種都會增加上癮機率。專家說，戒除這種癮頭的最佳方式非常簡單，就是關掉大多數通知，只留下最重要的部分。你還是可以隨時查看未知訊息或貼文，不需要在手機通知時立刻拿起來看。

四、**把別人對你沈迷 3C 的評論放在心上**。當我展開謹慎使用 3C 挑戰時，首要目標是和孩子相處時減少當低頭族的頻率，他們已為此抱怨過許多次。你也可以透過親友和同事的意見，了

解自己該改掉哪些壞習慣。比如說，是否曾有人責備你在飯桌上頻繁傳訊息或滑手機？朋友是否對你花費大把時間照相並在 IG 上張貼相片提出批評或開玩笑？就算從來沒有人有過這類表示，你也要勇於開口，請他們對你說實話。

　　五、以人為鏡可以明得失，進而改正自己。我自本月起開始仔細觀察周遭的人如何使用 3C，從而對自己的行為有了驚人的結論。舉例說明，當我不再只顧當低頭族，我開始注意到在餐廳和酒吧與人聚餐時，當著別人的面傳訊息、收郵件或接電話多麼失禮。那些人忙著和 3C 打交道，他們的約會對象、配偶、朋友或家人臉上明顯流露惱怒的神情。我也看到人們邊走邊傳訊息時往往與事故擦肩而過，其他行人、機車或單車騎士，甚至汽車駕駛往往必須繞過他們，這簡直是給人添麻煩。在音樂會、演講會或會議中沒有設定靜音，或者不能好好享受當下及活動樂趣，只顧拍照上傳社群媒體，這樣的人我現在會為他們感到遺憾。透過留意別人如何使用 3C，認清自身的相關行為模式，「己所不欲，勿施於人」的道理，會讓你反省自我，進而改掉這些習慣。

　　六、自在面對偶爾的不自在。大多數人都已習慣持續接受 3C 刺激，有空時，比如等火車、電梯、朋友或約會，我們會滑手機，

下意識地盯著它或電腦。請立刻停止這個習慣，首先讓腦子接受一個觀念：偶爾不自在也無妨。這時你可能會閒得發慌或覺得沒有好好利用時間，或是開始去想原本逃避的一些問題。戒除 3C 成癮的專家表示，這些正是我們需要的，每個人都應該花時間與自己獨處，讓思緒回到自己身上，做做白日夢、想想該如何解決問題，最重要的是，學會自在面對真實的自己與感覺。當你放下 3C，試著熬過最初的無聊或不自在，你遲早會感到更快樂，也能更自在地自處。

七、告訴同事和親友你暫時離線。 度假前我設定「不在辦公室」自動回覆功能，這段暫時失聯的假期令我更加輕鬆自在。如此一來，確保同事或病患不會希望或等待我回覆，我就能安心出遊。我也把這次挑戰告訴朋友、孩子和雙親，他們知道當我外出用餐、散步或度假時，都不會看訊息或電子郵件，要是真有十萬火急的突發狀況，直接打電話就行了。本月我花了很多時間執行這些步驟，那些無謂的訊息、來電和郵件總算漸漸少了。此外，我和同事及親友相聚時，比較能克制自己，因為他們都知道我在進行這項挑戰，要是當著他們的面拿起手機，顯得我很蠢似的。最重要的是，我幾乎每次挑戰都會強調這一點：跟每個熟人分享你這個月進行的挑戰，可以多方面確保你順利達標。

八、記住：在網路世界裡，訊息和電子郵件屬於雙向連結。如果你不喜歡大半夜、一大清早或者週末被無關緊要的訊息或電子郵件打擾，你也不該在這些時候去打擾同事和親友。謹慎使用 3C 適用推己及人的概念。如果你傳訊息只是為了打聲招呼，或讓某人知道你正在想念他，不妨考慮另一種更有意義的連絡方式，比如寫張字條或打個電話。

九、夜間將手機設為「勿擾」模式。在長達數小時的夜裡，你沒有必要每次聽見訊息、郵件和社群媒體通知就起來查看。說到底，你真的打算即時回覆嗎？勸你將手機設定為「勿擾」模式，它還是會繼續接收訊息、郵件、來電和各種通知，但不會發光、震動或發出聲響，這些都會把你吵醒。如果你擔心漏掉家人或工作上的緊急訊息或來電，可以啟用「最愛連絡人」功能，以便你在「勿擾」模式還能接收這些人的來電及訊息。

十、立即採取行動，保住性命。當初我選擇無手機步行，並不是因為我知道可能有危險。開始執行挑戰後，我赫然發現，原來每天邊走邊滑手機簡直是拿自己的命開玩笑。每年因走路或駕車時傳訊息而死傷者達數千之多，如果你也有這種習慣，你和他人的性命每天都會受到威脅。此外，這也是一種警訊，意味著你

對 3C 上癮。進行這項挑戰不為什麼，就為了保住性命著想，說不定保住的不只他人的命，還有自己的命。

9

九月 挑戰

減糖

我的版本

糖——不管從實質或象徵意義來看，都是現代人餐桌上的主角。當今美國人吃下的甜食不僅達到歷史新高，關於吃太多糖危害身體的訊息也充斥在生活中，我們常聽到它如何傷害心臟、腦部、身體以及整體生理、心理和情緒健康。飲食含有過量糖分帶來的危害已經成了永不退流行的顯學。我身為醫師、營養學家及醫療記者，每天都要和病患討論糖過量的問題，每個月在《早安美國》也至少會有一次以此做為某個時段的主題。也就是說，既然要寫這本書，對我和成千上萬的讀者來說，絕對離不開每天減糖的挑戰。

然而，我必須承認自己運氣很好。其實我本來就不偏好甜食，

平常也很少吃，主要因為我幾乎不吃所有含糖的碳水化合物加工食品。此外，我不會特別想吃甜的東西，飯後也幾乎不吃甜點，部分原因可能是我對某些食物過敏，很多傳統甜食都不能碰。在開始本月挑戰前，如果你要我針對攝取糖這件事打分數，我會給自己 B+。按世界衛生組織（WHO）為女性設定的糖上限來看，以前我每天的添加糖攝取量都沒有超過 25 克上限（男人真幸運，他們每天的糖攝取量上限是 38 克，比女性高）。

儘管我覺得自己在這方面表現得還不錯，我依然想試看看能否減掉更多糖，讓成績衝上 A+，我由衷相信為自己的整體健康著想，每個人一定要限制糖分攝取量。我也很想知道，幾乎不碰糖能不能幫助我減掉體脂肪和小腹，此外對我的精力與討厭的黑斑又有何影響。我決定將減糖設定為本月挑戰目標，每天攝取的添加糖不超過世衛建議的 25 克上限。

什麼是添加糖？幾乎所有加工食品包裝背面的成分表都有這一項，只是以不同名稱表示，包括蔗糖、果糖、葡萄糖、乳糖、麥芽糖、玉米糖漿、糙米糖漿及數十種「分身」，還有天然糖分如水果、果汁、蜂蜜、楓糖漿、龍舌蘭糖漿、糖蜜和濃縮果汁，這些都是用來添加飲食的甜度。絕大多數加工食品都找得到添加糖，即使本來不甜的東西也一樣，比如義大利麵醬、沙拉醬、優格、穀片和蛋白棒。全穀類、乳酪、豆類甚至蔬菜中所含的天然

糖分不會危害健康，也不會被列入世衛每天建議的糖攝取量上限，而添加糖可就不一樣了。

以往我每天攝取的添加糖大多來自希臘優格，當中含有大量糖分，其他則來自番茄醬、沙拉醬等調味料。此外，我還會淋一點蜂蜜在切片香蕉及瓦莎牌餅乾上，喝酒也會將當中所含的糖分列入計算。遇上特別的日子在外用餐時，我會點一杯阿芙佳朵（affogato），這是加了香草冰淇淋的濃縮咖啡，當中也含糖。

在我看似與糖害絕緣的飲食習慣中，唯一例外（而且還是大大的例外）就是餅乾與布朗尼，尤其是手工製作的。我對它們毫無招架之力，特別是克蘿伊從寄宿學校放假回家時，很喜歡親手做這兩道甜點。她的手藝真好，每次我都會禁不住誘惑吃個不停。她在家時我真的吃太多，因此當她不在家，我絕不買餅乾和布朗尼。我也試著鼓勵她把做好的甜點送給城裡的朋友或者帶回學校。不過，我決定這個月不要為了餅乾和布朗尼而擔憂，畢竟我可以努力控制自己，何況我還要進行減糖挑戰，我認為自己一定可以持續 30 天拒絕誘惑。事實上，整體來說，我對本月的挑戰信心滿滿，減糖不過是小事一樁。

第一週
糖對食欲和自制力有不可思議的影響

本月全新任務再明顯不過：不管吃什麼，先看標籤並計算糖含量，每天把糖攝取量控制在 25 克以下。本月目標和測量方式同樣再清楚不過，沒有任何模糊地帶，也不需要像謹慎使用 3C 的挑戰一樣，苦苦思索出一套方法。既然我對成功有十足把握，第一週就有了好的開始：我每天輕輕鬆鬆維持 25 克上限。事實上，情況相當順利，直到第三天，我到父親家裡參加家庭聚會，我完全沈浸在與他相聚的喜悅中，把挑戰忘得一乾二淨，兒子艾力克斯偏偏買了紐約知名糕餅師傅雅克·托雷斯（Jacques Torres）的巧克力手工餅乾。

沒有吃過雅克·托雷斯做的手工餅乾，不會知道什麼叫做真正好吃的餅乾。想像一下剛剛出爐、美味無比的大圓餅，每一塊都有中型煎餅那麼大，而且不添加會令我過敏的成分。我看到兒子抱著一袋這樣的餅乾走進屋裡，第一個念頭就是：完了。

吃完晚餐，餅乾在我眼前閃閃發亮，散發十足香氣，我覺得自己活像發現地板上掉了一塊牛排的狗，感到挑戰已經被拋在腦後，但我還是勉強把持住，只掰了一半，本想小口小口慢慢吃，一晃神我不但吞下那一半，連另一半也下肚了。我覺得自己像毒蟲，對毒品毫無招架之力。我邊笑邊搖頭：這才剛開始挑戰第三

天，我就已經吃下幾乎 1 週分量的糖。我甚至無法把過錯推給葡萄酒或龍舌蘭酒，因為我現在對飲酒格外小心，不會在想要好好吃頓飯時浪費七份配額。唯一值得安慰的是，我們沒把餅乾帶回家，若是真這麼做，我會吃個不停。

雖然我立刻回到正軌，但週末即將結束時，我又重蹈覆轍了。克蘿伊放假回家，我湊巧讀到一篇研究，文中指出高濃度可可能幫助肌肉復原。我說服自己相信這麼做是為了她好，於是我買了超大條黑巧克力棒。這顯然是一種合理化行為，她自己平常不會買巧克力，甚至也沒必要吃黑巧克力。再說，我明知研究報告也推崇更健康的食物，好比鮭魚和原味優格，它們對肌肉同樣具有卓越的復原力，我卻執意選擇巧克力，因為它正在呼喚我。

她還沒到家，我已經打開超大巧克力棒，雖然提醒自己吃一小塊就好，最後卻嗑掉半條，哪怕只有一半都比普通巧克力棒還要大。其實我根本就不是巧克力狂，卻怪異地狼吞虎嚥，彷彿這是我最渴望的食物。我原先以為這個月會輕鬆度過，但 1 週還沒結束，我吞下肚的糖已經比以前整個月的量還要多。我知道這一切都是剝奪效應在作祟，其他挑戰剛開始時也有過類似經歷，比如不喝酒和戒紅肉那兩個月。然而，這次糖的力道似乎更大，我開始懷疑自己缺乏成功戰勝糖癮的能力。

到了週末，我覺得自己失敗了。以前挑戰多喝水、少肉多蔬

果和有氧運動，第一階段結束時，我都感到身心更清淨，體態更苗條，但這次我整整 7 天沒有戰績，脹氣還變得更嚴重。當然，我只吃了一大塊餅乾和半條超大巧克力棒，但以前沒有進行減糖挑戰時，平常我根本不會吃這些東西。對於夢想中的 A⁺ 來說，它們更是大忌！我甚至開始考慮從頭挑戰，假裝第二週是第一週。但我最後決定，失敗也是實驗的一部分，目前唯一要做的就是回到正軌。

第二週
你或許根本沒發現自己對糖上癮

第二週，我決定重拾不吃餅乾或巧克力的低糖基準。我果然在每個工作天都達標，身體狀況和心情好多了。我暗想：*看吧，上週不過是一次古怪的脫離正軌，我其實辦得到！*連續多日的順境維持到週五登機前，當天我飛去加拿大，打算整個週末陪克蘿伊度過曲棍球聯賽。

年輕人週末參加運動比賽時，不會特別偏好健康飲食，他們往往吃下大量酒吧食物與加工蛋白棒，也會喝含糖運動飲料。對於從事高強度運動的學生來說，這些都不算太離譜。由於我早就明白這一點，每次面對比賽、聯賽和賽後派對時都能應付自如，繼續堅持我的低醣多蔬果原則，努力記住 5 月少肉多蔬果挑戰的

健康飲食法。但這次是有生以來首度進行減糖挑戰，而且是挑戰中初次遇到比賽，運氣沒有以往那麼好，晚上我沒能杜絕糖分。

聯賽當天，吃完晚餐，克蘿伊想吃冰淇淋。這玩意兒不像餅乾和布朗尼那麼容易害我破戒，但她挑中的店以「大西洋沿岸最好吃的手工冰淇淋」聞名於世。我們加入排隊行列，我有很多時間欣賞數十種美味的冰淇淋餅乾杯，口水開始不停冒出來。等我們來到櫃台，我的自制力已經降到零，點了兒童分量的餅乾杯與冰淇淋，上面撒奧利奧餅乾屑。這道甜點並沒有大或多得離譜，但我很訝異自己竟如此渴望它。吃到第一口後，我竟愛吃得要命，心裡一點罪惡感也沒有。我只是有點想不透，自己正值戒糖期間，為何沒有多吃希臘優格或燕麥捲，反而在這裡大啖甜食。

有一點需要說明：未曾進行低糖挑戰時，我認為在特別日子或特殊場合中，享受甜食不算什麼天大的罪過。事實上，我還會鼓勵病患，即使是正在減肥的人也一樣，若剛好有機會吃點甜的，不妨稍微放縱一下自己，否則你會覺得被剝奪，最後反而以失敗收場。

以我這次為例，我和女兒遠赴異地，置身在舉世聞名的甜點店，又不是星期二晚上跑去住家對面的冰淇淋店。再說，我從沒有想過要帶整個球隊過來，甚至沒有提議克蘿伊光顧這家店，我只是參加週末的活動罷了，客觀來說，沒什麼大不了的。但這次

真的不得了，因為我覺得自己再也沒辦法對糖說不，以前根本沒遇過這種問題。我在不喝酒月可以輕輕鬆鬆地一再對酒說不，但這次要對付的是上癮，接下來狀況還會更糟。

回到紐約隔天，艾力克斯買了一袋塔特烘焙坊（Tate's Bake Shop）的巧克力餅乾。他剛進門，我可以說毫不猶豫，1分鐘內就嗑掉一片。接下來，我覺得既然這種餅乾又小又薄，多吃個兩片也無妨。

就在這時，連續2週多吃糖終於開始出現生理反應，我變得嗜睡、脹氣，甚至覺得有點反胃。更糟的是，我想吃更多甜食。雖然我因為這樣心情低落，但依然止不住對甜食的渴望。當天夜裡，我甚至在廚房找餅乾或其他東西，只要能滿足愈來愈大的甜食胃口都可以。

到了週末，我不僅心灰意冷，也對自己的一敗塗地感到惱怒。這14天裡，我吃了比平常更多甜食，不只是糖，而是貨真價實的甜點。我開始懷疑，該不會是這個挑戰把深藏體內的甜食欲望引了出來？情況一百八十度大轉變，整個挑戰就快變成笑柄了。

我這才後知後覺發現，早該按照1月不喝酒挑戰的慣例，對周遭每個人宣佈我正在進行減糖挑戰，如此一來我不僅更有責任感，克蘿伊或艾力克斯也不會三番兩次帶著我最愛的甜點回家。然而，我還有一個更深刻的體認，那就是人確實會對糖上癮。我

跟大多數人一樣，未曾想過人對糖的依賴堪比毒癮、酒癮、菸癮、賭癮或其他惡習。整個社會透過商業活動、電影、音樂和其他媒介嘲弄甚至頌揚糖癮和暴食，我卻發現糖癮真的存在，而且後患無窮。我對第三週的挑戰再也不像之前一樣信心滿滿。

第三週
失敗教訓與成功經驗一樣寶貴

　　我發現，只要不偏離平日的常軌，我就可以守住低糖飲食規範。有了這層領悟，我開始摸索出一套方法。邁入第三週後，我和上週一樣，忙著應付《早安美國》、診所與健身，再也沒有旅行或特殊場合誘惑我放棄減糖決心。也就是說，我到現在還是甩不掉剛萌芽的甜食偏好。一天晚上，晚餐後我正在準備節目內容，忽然覺得很想吃甜的。我立刻去做棒式和伏地挺身，希望藉此轉移注意力，我之前就發現，這是防止夜間下意識亂吃的好方法。但這次好方法竟然失效，我說服自己改吃健康的「甜」食，通常這樣就能滿足我對糖的渴望，於是我切了一片香蕉，搭配蜂蜜和瓦莎牌餅乾。我最訝異的是，現在食欲總是來得又快又猛。

　　週末降臨，我為了拿文件回辦公室一趟，竟出乎預料地再次走上「歪路」。我的護士意外地出現在診所，而且剛好很意外地帶了一些塔特烘焙坊的餅乾，就因為我上週吃完後讚不絕口，她

也買了一些。於是，我又開始重蹈覆轍，抗拒不了誘惑，本來是回來找文件，現在正事還沒做就先嗑了兩塊餅乾。

到了這個節骨眼，我明白整件事錯得離譜，接下來必須認真採取行動。我請她把餅乾帶回家，再也不要帶來診所。我們共事長達 14 年，她知道我下達命令並不是針對她，而是為了健康著想。每逢節日，我們也會做一樣的事，把病患送的餅乾、派、巧克力和其他點心全都清掉，這些甜食都被我們戲稱為「壞份子」。今夜，我要她做的也是在可預見的未來把「壞份子」趕出我的視線範圍。我提出強烈要求後，心情好多了，同時下定決心，第三週每天早上都要冥想，還要喝更多水。前幾個月進行其他挑戰時，我發現這兩件事能穩定食欲。我終於覺得自己開始積極迎向這次挑戰，而不是一直無法面對失敗。

週末，我前往波士頓與男友碰面。第一天晚上，我們和朋友在我最愛的餐廳吃飯。在外用餐時，我多半不會冒險點飯後甜點，因為無法保證吃了不會過敏。但我是這家餐廳的老客戶，深知他們的肉桂糖粉小甜甜圈絕對不含會引起過敏的成分。情況就和上次在加拿大的冰淇淋店一樣，我的腦袋又開始找相同的藉口：這是週末小旅行，我正跟朋友在最愛的餐廳吃飯，免不了享用一個小甜甜圈。謝天謝地，我只吃了一個，但分量已經不怎麼重要了，因為失敗的挫折感又開始排山倒海襲來。

我現在知道，到了月底，我必須看著鏡子，告訴自己減糖挑戰已徹底失敗。這是我到目前為止唯一一次挑戰失敗，除了不開心，我也明白就算這次真的成功，學到的反而沒有失敗來得多。比如說，我不會發現原來糖癮的力量這麼強大，人竟會這麼渴望甜食，我也不會開始同情每過一小時就想吃一次甜食的病患。要是成功了，我就學不到吃太多添加糖會導致何種生理反應，包括昏昏欲睡、急躁易怒、脹氣到誇張地步，還有噁心反胃，儘管有這麼多副作用，卻讓人吃了還想再吃。

當我回顧月初自己那種傲慢自大的心態，不禁恍然大悟，我真的錯得離譜。任何人都可能對糖上癮，我一直以來便是如此，只是對於自己平日到底攝取多少糖分毫無自覺，以致誤以為控制得了吃糖的欲望。現在我總算明白，糖癮雖然沒有直接殺傷力，它的影響依然不容小覷。基於上述種種原因，我決定下個月繼續嘗試減糖挑戰。此外，我還得撇開那股挫敗感，確保本週最後這段時間不再重蹈覆轍。

第四週
如何徹底去除對甜食的渴望，永遠擺脫糖

好像一直重播倒帶聽同一首歌，我這週又陷入同一個循環。儘管我已下定決心，本週剛過一半我就破戒，因為有位病患送來

黑巧克力。她的出發點是為了我的健康著想，我也認為關於健康點心我本來就吃得不多，便吃了半條。

事後，我被沮喪和自我懷疑打垮。已經邁入本月最後 1 週，我早已打定主意堅持下去，絕不讓任何事物阻撓。但我依然控制不了衝動，把甜食當甘藍菜一樣吞下肚。不過，謝天謝地，這是我本週唯一一次破戒。

月底就要來臨，我知道自己已徹底失敗，但這次教訓讓我更加了解自己，這是其他挑戰不曾有過的收穫。這件事也證明本書的宗旨在於自我實驗。透過實驗，我領悟到自己和他人一樣嗜甜，但我一直忽略它的存在，對糖的渴望和吃甜食一直處於一種惡性循環，最後導致糖癮。到了上週，我對糖已無招架之力，只要有人送餅乾或巧克力，我一定吞下肚，不管下了多大決心、意志多麼堅決，或者立誓要死守到底，全都不管用。小杯冰淇淋或小型糖粉甜甜圈本身看似無害，但我知道高濃度添加糖不論多寡都會喚醒我的嗜甜慾望，最後一發不可收拾。

我也發現，自己面對甜食是「碰了就吃一大堆，不碰反而沒事」，就像 1 月的不喝酒挑戰，滴酒不沾是成功主因，當時若是每週喝上一、兩杯酒，我可能就會放任自己隨便喝。這次進行減糖挑戰，從一開始我就判斷錯誤，以為自己可以只吃一片餅乾或一小塊巧克力。或許其他人有這種定力，但我沒有，因此要不完

全不碰，要不接受自己可能會控制不住大吃特吃。有些人致力於「三口」法則，對某種食物只吃個三口就放下，但當我面對甜食，不管怎麼告誡自己，我知道我根本做不到。

最重要的是，我終於嘗到失敗滋味。到目前為止，我從不曾在挑戰中一敗塗地，但也學到兩個寶貴經驗。第一，我學會原諒自己，我知道自己不會因為某次失敗就變成「魯蛇」，我還是原來的我，還是各方面都很棒的我（來點鼓舞士氣的音樂吧！）第二，雖然我失敗連連，依然決定繼續努力，每週都懷著滿滿的決意重新出發，這個過程讓我學會了堅持不懈，從而記取 9 月的每個教訓，將挑戰延續到 10 月，增加成功機會。有些挑戰難免需要多花些時間摸索，才能找出最適合的方式，這是我在 8 月謹慎使用 3C 挑戰中領悟的道理，當時我也是不斷嘗試和摸索。再說，你總得先犯了錯，才知道要如何避開它們，進而成功打造全新又健康的好習慣。

接下來 30 天，我只吃了一叉子分量的甜點，那次是女兒陪我到歐洲，拜託我試吃某個東西，這段期間的添加糖是我多年來吃過最少的。我終於實現上個月的心願，徹底消滅了糖的威脅。我當初想知道的一些問題也有了解答，包括改善了皮膚泛紅的情況、精力提升、脹氣減輕，體脂肪也減了。最重要的是，我不再嗜甜。

減糖的科學根據

　　減少添加糖攝取量對大腦和身體好處多多，若要全部列舉，恐怕會佔用整本書的篇幅。如果你很想了解細節，其實市面上已有大量相關書籍。減糖還有一些不為人知的好處，當我與美國人的頭號上癮症搏鬥，不停摸索該如何以更健康的方式來解決糖癮，過程中也發現了一些有趣的事實，茲列舉如下。

▎糖和毒品一樣，一沾就上癮

　　有些人不相信食物真能令人上癮，但針對糖如何影響大腦運作的研究結論始終一致。一項又一項研究顯示，糖和許多毒品都會對腦部造成相同影響，刺激的區域也一樣，並且觸發相同的高潮、低潮、渴望、狂躁與戒斷循環。

　　妮可・艾薇娜（Nicole Avena）博士是糖癮領域專家，率領團隊從事多項研究。她發現吃甜食會刺激腦部獎勵系統，毒品、性行為與愛也有相同機制，都會釋放多巴胺，帶來歡愉的感受。糖和毒品一樣會過度活化這個獎勵系統，導致人極度渴望，從而失控。你吃愈多糖就愈渴望它，也愈需要它來製造多巴胺，就像毒品一樣。時間一久，你的渴望節節升高，等到你沒吃糖時，就會覺得不開心。到了這節骨眼，唯有大量的糖才能讓你快樂，你必

須吃下一整袋塔特烘焙坊的餅乾，才能獲得從前一塊餅乾就可以帶來的快樂。艾薇娜博士的研究顯示，讓老鼠自由選擇奧利奧餅乾和古柯鹼，老鼠會挑選餅乾，這正是糖癮可怕之處。

你吃的糖出乎意料地多

當今超市貨架上的包裝食品高達四分之三含有添加糖，就連那些鹹的品項也不例外。事實上，如果你吃的是包裝、盒裝、袋裝、瓶裝或箱裝食品，很可能都含有添加糖。正因如此，美國人平均每天攝取的糖高達 82 克，比世界衛生組織每天建議的女性攝取上限還多出 57 克，等於每人每年將 30 公斤的糖吃下肚。你未曾料到很多食品都有添加糖，包括優格、壽司、番茄醬、麵包、堅果奶油、沙拉醬和即食燕麥、穀片、牛肉乾、燕麥捲和蛋白棒。不相信的話，不妨看看你最愛吃的包裝食品，營養標示裡有沒有糖，那上面載明的每份含糖量可能會把你嚇呆。

糖害你老化並破壞皮膚健康

如果單憑對健康有益仍無法說服你減糖，或許從虛榮心下手就可以。大家都知道，曬太多太陽皮膚會變黑，還會長出細紋，但很少人知道，吃太多糖也會出現相同後遺症。這是因為糖會和皮膚中的膠原質及其他蛋白質結合，導致細胞變硬而缺乏彈性。

時間一久，過多的糖徹底破壞細胞膠原質和彈力蛋白，表皮細紋與斑點一一浮現，皮膚也變得鬆弛。吃太多甜食還會削弱免疫反應並促進睪固酮增生，造成毛孔粗大，並刺激油脂分泌，最後導致痤瘡。我們甚至還沒詳細說明糖如何造成慢性發炎和體重增加，二者也會損害皮膚健康。

▌ 糖害你變笨

腦部需要糖提供養分，這是基本的生物化學作用。但大多數人都吃太多糖，過量時將會減緩心智運作，學習新事物的能力和記憶力都會降低。事實上，加州大學研究員於 2012 年進行動物實驗，發現持續 6 週高糖飲食（美國人普遍如此）會妨礙認知功能。研究員也發現，糖的攝取量與阿茲海默症和癡呆症等認知功能疾病有關。有些醫生甚至將阿茲海默症稱為「第三型糖尿病」，他們認為血糖升高與後續的胰島素阻扰是導致阿茲海默症的原因之一。

▌ 別靠冰淇淋找安慰，否則下場只會更慘

和情人或配偶決裂，或者在辦公室累了一整天，常見的舒壓方法往往是來上一桶班傑利（Ben & Jerry's）冰淇淋。然而，吃這種含有添加糖的食品除了令你更焦慮、情緒化，甚至更抑鬱，

沒有任何好處。胖老公（Chubby Hubby）冰淇淋或糖果棒中的糖分確實能刺激腦部釋放振奮心情的多巴胺，作用與喝酒類似，但好心情很快就會跌落谷底，快樂終將被無精打采、暴躁、疲乏與腦霧取代。研究員甚至發現，吃太多糖可能會導致長期抑鬱。

▎糖傷害牙齒，造成口臭

你可能已經知道，甜食會引起蛀牙，但糖分對口腔健康的危害不只如此。糖會直接造成牙床疾病，提高口腔酸性，為壞菌提供養分，使得這些細菌大舉攻擊牙齒和牙床。壞菌還會造成口臭，它們迅速繁殖，你再怎麼刷牙或嚼口香糖都不能去除嚴重的口臭。如果你還是不為所動，不妨再告訴你，大量繁殖的壞菌還會進入血液，增加罹患心臟病、癡呆症、類風溼性關節炎和許多重大疾病的機率。

▎糖提高罹患心臟病、癌症和其他慢性病的風險

許多研究顯示，高糖飲食者與低糖飲食者相比，有更高機率罹患心臟病及心臟病發。事實上，美國心臟協會（American Heart Association）公佈一項研究報告，指出每天喝 700 毫升或更多甜飲，死於心臟病的機率是少於 30 毫升的兩倍。關於糖會提高罹患第二型糖尿病與脂肪肝的機率，研究員已經找到確鑿證據。糖

與這兩種疾病有連帶與因果關係（科學界與醫學界重大發現），也就是說，吃愈多糖，罹患第二型糖尿病和脂肪肝的機率就愈高，其中存在著必然的關聯。

至於吃糖與增加罹癌風險之間的關聯，研究員還沒有定論，但現存的證據已足夠讓每個人提高警覺，不要隨便吞下一整包餅乾。《自然通訊》（*Nature Communications*）於 2017 年發表長達 9 年的研究，指出攝取葡萄糖和癌症惡化程度有關，意味著糖可能會餵養癌細胞，使得癌細胞迅速增生。研究員也指出，糖會增加過重與肥胖風險，兩者都會大幅提高罹癌機率。

你可以這樣做

我費盡艱辛才明白，原來要大家減糖很難。人們對糖的渴望既真實又強烈，許多餐廳和食品製造商早已明白這個事實，因此四分之三包裝食品含糖，你在餐廳、雜貨店、休閒連鎖餐廳及速食店買到的大多數調理食品也含糖，就連標榜「健康」的品項，好比沙拉、果昔、藜麥杯和巴西莓碗也不例外，研究顯示這些全都可能含有過量甜味劑。然而，少吃添加糖也不是不可能，你只需學會幾個技巧就行了。我在連續兩個月嘗試減糖的挑戰中找到十個最有用的祕訣，茲列舉如下。

一、**給自己一些時間做好準備**。如果你的廚房堆滿餅乾、蛋糕、糖果、冰淇淋或其他常見傳統甜食，本月挑戰會變得非常艱困。如果你家有很多高糖加工食品，比如穀片、燕麥棒、水果風味優格、廣告上的沙拉醬等等，這些東西的含糖量就和傳統甜食一樣多，你的挑戰也就幾乎等於不可能的任務。開始之前，幫自己一個忙，將家裡的甜食捐給救濟站或收容所。假使配偶或孩子反對，不妨告訴他們，想吃甜食的話去外面吃，這 30 天內不要帶進家裡。

把廚房的「危險物品」清理乾淨後，辦公室、居家工作場所、汽車和皮包裡的甜食也要一併清除。如果你把糖果或含糖蛋白棒藏在這些地方，務必將它們清除或捐出去。家中或工作場所的誘惑愈少，你就愈有可能成功。

二、**把你的挑戰告訴每個人**。如果我能重頭再走一遍最初階段，第一件事就是告訴大家，我正在進行減糖挑戰。這樣一來，我就會更有責任感，親友、同事和病患也不會一直送我令人難以抗拒的餅乾、巧克力和各種甜點。不要被動等待時機降臨，務必在挑戰開始前主動通知生活中最親近的人，以便在誘惑突然降臨時讓他們幫助你抵擋。

三、**學會辨識營養成分表**。關於這次挑戰，若要說有哪個步驟比較簡單，那就是食品和飲料包裝背面的營養成分表讓你輕輕鬆鬆了解添加糖攝取量，就像喝糖水一樣容易，我可沒開玩笑。2018 年年底，食品藥物管理局規定，絕大多數袋裝、盒裝和包裝食品必須載明含添加糖多少克。只需要看一下營養成分表，在「糖」大項下方找到「添加糖」細項。如果找不到，不妨看看「碳水化合物」大項下方的「糖」細項，標示每項產品的總含糖量，包括天然糖和添加糖。成分表中「糖」這一項可以讓你清楚知道食品中含有多少添加糖，但若食品主要成分為完整水果、蔬菜和全穀類，當中也會有天然糖分。

四、**無論如何，謹記 25（或 38）這個數字**。我整個月時刻謹記 25 這個數字，因為它是世界衛生組織建議婦女每日攝取添加糖的上限（男性則是 38 克）。要是沒有不小心吃下餅乾、巧克力、冰淇淋或甜甜圈，我的糖攝取量都會低於這個數字。我個人覺得把每天攝取的添加糖量記在腦中並不難，但要是你不習慣這麼做（大多數人確實如此），不妨利用手機的「便條」做記錄，或者記在隨身攜帶的筆記電腦裡。手機也有記錄添加糖的 APP，不妨試試 Fooducate 這一款，資料庫有 25 萬多種食品的添加糖含量；另外推薦「有益健康」（Wholesome），它可以追蹤你的糖

分總攝取量，並在吃下太多糖時發出警告。不過要記得輸入正確的攝取量，大家往往都會低估自己吃了多少糖。

五、選擇未加工食物，輕鬆達標。未經加工的全食物包括產地直送的新鮮完整蔬果、新鮮海產、雞肉和牛肉、曬乾的豆類、自己煮的穀類，以及無添加糖及其他添加物的乳品。只要選擇未加工的全食物，你就不必費心去讀標示或計算含糖量。但只要是裝在盒子、袋子、箱子或塑膠包裝裡的東西，你就不能掉以輕心，很多熟食店裡的肉品、添加香料的乳製品、盒裝或袋裝穀物，以及冷凍或包裝食品，即使內容物大部分來自蔬果，依然很可能含有糖分。如果你不放心，不妨看一下營養成分表。

六、幫你的甜食胃口尋找備案。我希望當初開始減糖挑戰前，能夠先為自己找到家族聚餐和其他特殊場合的甜點替代品。如果當時我備妥甜點的低糖替代品，例如草莓佐巴莎米克醋，我會把它帶去父親家裡參加家族聚餐，也就不會發生第一次的疏漏。有了替代品，我依然能享受甜點，不至於覺得自己被剝奪，也就不會在糖的總攝取量加入任何一克的添加糖。

低糖替代品還有許多選擇，包括加入可可粒（這些酥脆的顆粒嚼起來像巧克力，但不含添加糖）的純優格、冷凍葡萄或香蕉、

水果沙拉、不含添加糖的蛋白棒或各種棒狀食品、烤蘋果或水煮梨佐烤堅果、餐後咖啡或茶，可加牛奶和肉桂。如果你偏愛像是表面裹一層巧克力醬的椒鹽卷餅或山核桃派這類的鹹甜零食，不妨試試以橄欖油和肉桂製作的爆米花，或是焦糖蔬菜佐薑片或肉荳蔻。

七、請理解人的味蕾需要花時間重新訓練。 如果你每天吃大量加工糖，當你開始限制在 25 或 38 克以下，可能會覺得異常困難。然而，研究顯示，只需要 1～2 週，味蕾就可以重新訓練完畢。也就是說，只要你持續一點一滴減糖，沒有操之過急，差不多月中你就會發現，很多東西吃起來都太甜，或者你會覺得咖啡只要加一包糖就夠了，不需要像以前一樣加兩包。研究顯示，到了這個階段，兒童會開始喜歡以前咬一口就嫌棄的食物。科學家表示，成人的模式也一樣，對於不甜的優格、穀片、沙拉醬和各種醬汁，他們吃三、四次就會愛上。

八、目標不要訂得太高。 汽水、花式咖啡、奶昔、果昔和能量飲料等糖飲是最常見（真正意思則是「糟糕」）的添加糖來源。大部分糖飲的添加糖含量高得離譜，隨便一個中杯調味拿鐵就有可能達到每日攝取量建議上限，而小杯果昔說不定還會達到上限

的雙倍。這些飲料不含脂肪、蛋白質或纖維，無法減緩糖分直接進入血液的速度，胰島素就會暴起暴落，進而造成昏睡、心情低落、食欲和體重增加。解決方法如下：盡快去除飲食中的糖飲。比起其他改變，這是降低食欲最有效的方法。此外，現在的飲料種類豐富，要杜絕糖飲比以前容易多了，你可以有幾百種不同選擇，不妨考慮以不甜的風味碳酸水取代汽水，以不加糖的卡布奇諾或高品質濃縮咖啡代替加了南瓜派香料的飲料，或者不喝果昔，改吃真正的水果。

　　九、嚴肅看待這件事。糖癮不但真實存在，也會嚴重危害生理、心理和情緒健康，真希望當初展開本月挑戰時，我已經明白自己對糖的依賴性有多大，也就能比照不喝酒挑戰慎重看待這件事。很遺憾，一開始我沒把這件事放在心上，以為偶爾吃一片餅乾不算什麼，因為孩子也常吃巧克力薄餅，學校午餐本來就會供應，況且這東西又不是毒品。然而，壞就壞在我這種合理化行為，即使只是吃一點點甜食都會觸發多巴胺與依賴糖的惡性循環，「想要」與「實際吞下肚」連結了口腹之欲和獎賞，使得糖和毒品一樣令人上癮。我的最好建議是：把糖當作毒品或毒素，而不是無害成分，把它視為會在短短幾分鐘內就嚴重影響外貌和心情的東西。

十、不幸失敗時，不要怕再試一次。即使你抱持最大決心展開本月挑戰，說不定很快就會發現，自己手中的餅乾盒忽然空了，或是冰淇淋桶忽然見底了。發生這種意外時，不要太自責。放棄猶如毒品的糖本來就不容易，特別是當你和大多數美國人一樣，多年來一直吃這玩意兒，要放棄就更難了。

然而，不要因此決定再也不嘗試減糖。堅持到底並挑戰自己的極限，你將獲得數不清的益處。沒人喜歡甜食胃口和失控之間的惡性循環，多年來嗜甜危害身體、腦部、飲食習慣、皮膚和睡眠等各方面，現在你終於有機會解決這些問題。即使只是剛開始嘗試進行挑戰，你也有機會學習辨別，自己的日常飲食中有哪些食物含有最多添加糖，只要願意稍微管一下你的嘴，就能減少對猶如毒品的糖一點點依賴性。

杜絕糖是很棒的體驗，不僅改善外貌和心情，生活都將因此而改變。不要因為一、兩次或二十次失敗就灰心喪志，你依然可以再接再厲，努力達標。記住我的教訓，不要怕失敗，因為十二次成功學到的經驗都沒有一次失敗來得多。

10

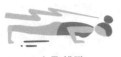

十月 挑戰

伸展操

我的版本

一年過了大半，我很滿意目前為止的挑戰成果。我持續冥想、多喝水、少吃肉、儘可能多走路並定期從事有氧運動。此外，我仍然每天謹慎使用手機，留意每週飲酒量，下決心本月一定要戰勝減糖挑戰。伏地挺身和棒式雖然無法天天早上都做，但也成為每週例行公事。

不過，我發現這些挑戰都和恢復與放鬆肌肉無關。隨著年紀漸長，若要保持活力，就不能忽略這件事。撇開年齡因素，身為醫師，我深知恢復與放鬆肌肉非常重要，尤其是不常活動的人，久坐比適度運動的生活方式更容易引起生理問題。

於是我決定將伸展操納入挑戰，這項活動隨時隨地都能進

行，不需要健身房會員資格或特殊設備，從頂尖運動員到週末運動狂，再到沙發馬鈴薯族、終日伏案工作者及任何人都能從中獲益。還有，就個人層面來說，結束高中運動比賽生涯後，我再也不曾認真做過伸展操。我心想，這是看診時經常推薦病患採納的良方，我自己也可以獲得益處，就像先前許多挑戰一樣。

我之所以長期沒有做伸展操，因為身體天生就柔軟又有彈性。我可以彎身將手掌平貼地面；採蝴蝶坐姿時（坐下時雙腳腳掌互貼），從大腿外側到膝蓋也能完全平貼地面；此外，我還會劈腿。雖然我的彈性一直很好，但身為醫生，我深知當患者某方面健康狀態良好時，他們通常認為自己在這方面的行為無須分析或調整。但從醫學角度來看，自認為成功絕非經過科學驗證的成功。即使看似健康的行為也需要檢驗，確保患者在這方面維持或增進健康。

幾年前，我前往峽谷牧場渡假，這是位於麻州雷諾克斯的健康度假村。我報名了伸展操課程，每堂課只有 30 分鐘，但在這麼短的時間裡，我們從頭到腳每條肌肉都照顧到，偶爾使用瑜珈滾輪或瑜珈帶加強伸展。我在課堂上學了很多，也明白一個道理：並不是身體彈性好就不需要做伸展操。換句話說，或許你天生就彈性十足，也覺得自己的筋骨和肌肉鬆弛又柔軟，其實不管是肌肉、關節或韌帶，還是有必要伸展。

我還有另一項發現：肌肉痠痛或僵硬不一定發生在規律運動或鍛鍊中。痠痛經常是由長時間伏案、站立、開車或重複進行例行活動而來，就連每天數次接送小孩，或者搬運沈重的購物袋都有可能導致痠痛。還有一點，不活動也會讓人渾身痠痛。簡而言之，每個人都需要做伸展操。

　　雖然我沒有定期做伸展操，偶爾做倒是覺得很不錯。現在既然要將它列為挑戰，我希望自己會愛上每天做伸展操的好處，以便將它進一步納入日常生活中。此外，我在健身房運動後常常感到痠痛，很想知道能不能靠伸展操緩解部分不適。雖然痠痛對我來說問題不大，因為它意味著我的鍛鍊有用，但我還是很好奇，擺脫痠痛會不會幫助我更努力運動，以及運動效果會不會更好。還有一點，我的姿勢很有問題，希望透過放鬆背部、肩膀和脖子，讓我能站得更挺，減少僵硬感和駝背。

　　我希望本月的伸展操挑戰能顧及全身，特別是脖子、肩膀、背部、臀肌、大腿後肌、股四頭肌和腳踝，最好能在 5 分鐘內做完。於是我設定每日的伸展操從頭部繞圈開始，每個方向做幾下，接著在可動範圍內進行脖子運動，以耳朵觸碰肩膀，下巴觸碰胸膛，後腦觸碰上背部。接下來進行手臂畫圈，然後是熊抱伸展操，儘可能用力向後抓住肩胛骨。再來是分別朝三個平面伸展背部，首先前後彎腰，接著左右彎腰，最後是朝左右扭腰。至於臀肌、

髖關節和大腿後肌，我會向前彎身以手觸地，接著保持「鴿式」不動，這是瑜珈姿勢，可拉伸髖關節。之後做跨腿伸展操，兩腿打開，上半身向前傾，形成三角形。我也要運用瑜珈滾輪按摩從上背部到骶骨的脊椎，加壓按摩痠痛部位，並滾動按摩左右臀肌、大腿後肌、髂脛束和小腿。最後會以腳踝畫圈結束。

開始挑戰前，我將上述步驟演練一遍，不到 3 鐘就做完，我已準備好迎接挑戰。

第一週
每天做伸展操大幅提升精力

10 月 1 日起床後，正如當初開始進行伏地挺身與棒式挑戰，我幾乎忘了自己已經邁入伸展操挑戰月。當天早上其實並不忙，但伸展操已經多年沒碰，加上我對這次挑戰既不緊張也不焦慮，不像先前的有氧運動、冥想甚至少肉多蔬果那樣戰戰兢兢。

我走進浴室沖澡，熱水澆在肌肉上，我赫然想起今天還有個任務：要讓肌肉更柔軟放鬆。我決定洗完澡立刻進行，到時已經充分暖身，肌肉彈性較大。淋浴完畢，我在臥室地板上完成恰好 3 分鐘的伸展操，每個動作都保持深呼吸，以便徹底放鬆，並為肌肉和四肢注入更多精力和氧氣。伸展操耗費時間和一開始進行伏地挺身與棒式一樣，但做起來輕鬆多了，樂趣也更大。

事後，我感到精力更充沛，整個人更有活力，我並沒有從事任何加速血液循環、心跳或飆汗的活動，居然就能獲得這樣的效果，簡直出乎意料之外。我感到奇異地滿足，心理和情緒更平靜，生理則精力滿滿，彷彿肌肉瞬間醒過來，全面啟動，準備迎接行動更順暢的一天。

隔天早上，我醒來後迫不及待要做伸展操，我想再次體驗昨天那種感覺。沐浴後，我隨即做完伸展操。第三天，我延到晚上下班回家後才做。並不是因為早上忘記，而是想知道雙腳站了一整天後，身體對於伸展操有何反應。我的預測完全正確，早上做伸展操時，身體剛休息了一整夜，做起來自然不費力。但到了晚上才做，身體歷經整天的緊張和壓力，做起來宛如解開糾纏打結的橡皮筋一樣費力。雖然只做短短 3 分鐘，多虧伸展操，我的身心做好就寢前的準備，在照例外出工作 14 小時後，它幫助我更快放鬆。

第一週我漏做兩次，因為早上被別的事情耽擱，晚上回到家又提不起勁。我安慰自己，在這兩次疏漏中，其中一天在動感飛輪（莫忘有氧運動！）課堂上就做過伸展操了。每次動感飛輪結束時，教練會帶著大家坐在單車上進行 3 分鐘伸展操，學員可自由參加，許多人選擇不做這個步驟，但我從來不曾錯過，畢竟繳了那麼多學費，我認為自己應該充分運用這堂課的每個環節。

週末我刻意加倍做伸展操的時間，星期六、日做了 6 分多鐘。我本來以為過程會很無聊，但它卻讓自己感到備受寵愛，以緩慢悠閒的步調進行每個動作，延長每個姿勢的時間，伸展效果更深入全身。

　　本週最後一天，我發現自己非常喜愛這項挑戰。這輩子從來不曾定期做伸展操，我也不知道它居然會有這麼好的效果，並且大幅提升精力。還有一個更棒的好處，我的姿勢也稍微改進了，現在我站得更挺，肩膀放鬆，不再駝背。要是早知道伸展操能稍微改變長年的彎腰駝背，我不會拖到現在才做。有趣的是，我也覺得腳步更輕盈，彷彿肌肉活動起來更輕鬆，因為它們不再那麼緊繃，血液循環也變好了。

　　只有一個問題，前幾個月的減糖、多走路、多喝水甚至謹慎使用 3C 等各項挑戰，我時刻銘記在心，但卻很容易忘記做伸展操。一來它只需要 3 分鐘，二來不費吹灰之力，三來它不像有氧運動、多喝水、多走路和其他挑戰明顯為健康帶來數種益處，因此很難優先考慮到它。不過，話又說回來，如果只做了 1 週就看到成效，既然每次只需少許時間又不費力，我為什麼不優先考慮它呢？

第二週
伸展操能進一步提升健身成果

　　我決定將伸展操排進晨間淋浴後的例行公事。由冥想、多喝水和伏地挺身與棒式等經驗得知，將某個活動融入每天早上的行程，假以時日它就會成為一種習慣。雖然第一週我喜歡下班後再做伸展操，但沒能延續下去，因為回到家往往筋疲力盡，除了倒在床上，我什麼也做不來。

　　就這麼決定後，我第二週共有五個早晨做了伸展操。漏做的那2天，其中一次我利用動感飛輪課的伸展操補救。以前我上完課留下來做伸展操，不過是基於撈本心態，現在則是為了確保自己每天儘可能做一次伸展操，看看我能不能順便學會把新運動融入日常生活中。

　　本週進入尾聲，我感到全身血液循環改善，這可不是隨便說說，因為肌肉達到前所未有的放鬆與柔軟，尤其是和月初緊繃的狀態相比，差異特別明顯。我現在覺得身體更輕快又靈敏，姿勢也在持續改善，比上週更進步。即使只是在附近散步，我也可以察覺身體變得不一樣……我喜歡這種感覺。

　　從第二週開始，我上健身房時驚喜地發現，健身過程中產生的痠痛大幅減輕。正因如此，我不但能舉更重的槓鈴，還可以舉更多下。某天晚上我做完強度特別大的訓練後，離開健身房時高

興得笑了起來。我想，幾百年來瑜珈大師的主張始終是對的：伸展操對身心健康就和運動一樣重要。然而，比起為了提升心情和外表嘗試的各種健身方式，伸展操幾乎輕鬆多了。

第三週
晨間做伸展操可改善整天的姿勢

　　本週可說是出師不利，或者該說是出師不「彎」——沒能彎腰做操。我連 2 天漏做，理由很簡單：沒有遵照起床、喝咖啡、淋浴、做伸展操的例行步驟。其中一天我不用上《早安美國》，也就是說有很多空檔做別的事，我便不急著做。等到我發現自己還沒完成 3 分鐘伸展操，已經到了診所上班時間。先前進行伏地挺身和棒式挑戰時，我也發生過一模一樣的情形。當天剩下的時間裡，我一直對已經習慣的那些益處念念不忘，尤其是挺直上身帶來的優雅與靈活儀態。

　　等我重拾晨間伸展操，這才注意到不僅站立和行走姿勢都改善了，連坐姿也明顯變好。這實在令人訝異，因為我根本沒有刻意保持抬頭挺胸。這個發現讓我開始利用坐在辦公桌前的時間做伸展操，以畫圈方式轉動頭部、下巴碰觸胸膛及單手抱胸。

　　到了週末，我覺得精力更充沛，身體更柔軟，痠痛又比第二週少了許多。從骨骼與肌肉的角度來看，這是合理的轉變，因為

人在行動或運動時，肌肉處於收縮狀態，但我透過伸展操將它們拉開。那種感覺宛如終於解開了纏繞多年的電話線，我忽然可以隨心所欲控制肌肉，因為它們已被拉開，彈性十足，不再猶如打了死結，或是緊繃到阻礙我的行動。此外，我持續多喝水並從事有氧運動，對肌肉也有一定程度的幫助。

我上健身房練舉重時，仍和上週一樣，不但能舉起更重的槓鈴，也可以多做幾下；使用自由重量及其他機械式器材時，活動範圍也加大了。比如說，我現在彎曲高拉訓練器時更接近胸部，做伏地挺身能更輕鬆地以胸膛輕觸地面，蹲下時也能更貼近地面。我感到自己比以前強壯、抬頭挺胸及振作，大大超越了伏地挺身與棒式挑戰的進步程度。

如果你從未定期做伸展操，也未曾想過有這個必要，這些益處應該可以激勵你開始去做，特別是它做起來容易，時間又短，輕輕鬆鬆就能融入日常生活中。我只想知道一件事：為什麼我沒有早幾年開始做伸展操？

第四週
全新而簡單的習慣帶來身心重大改變

到了這個階段，我希望能每天早上做伸展操，之前我沒把它當作應盡的義務，也不認為非得多少天做上多少回不可。除了心

態轉變，我的身體也幾乎不再緊繃或痠痛。剛開始做伸展操時，我沒把肌肉緊繃或不適放在心上，覺得它們不過是鍛鍊肌肉或韌帶的附屬品。這些不舒服的感覺到了第四週幾乎消失不見，身體已經適應積極的伸展節奏，彷彿所有硬塊、痠痛和緊繃都被我找了出來並逐一化解。

做伸展操的效果也開始顯現在臥房裡（不是指那方面！），我發現，晚上就寢時，身體不再如同以往那般劇烈疼痛。從前，每當我歷經整天久站和久坐，只要上床躺平，那種痛就像積在全身骨骼和肌肉裡。而現在，躺下時肌肉完好如初，不痠不痛也不會抽動。雖然我從不曾因抽筋或僵硬不適而醒來，現在下床時我覺得輕快多了。我只不過是多做了伸展操，成效便如此驚人。

整天下來，我覺得身體更輕盈柔軟，姿勢還在持續改善，令我嘖嘖稱奇。我再也不需要提醒自己抬頭挺胸收小腹，現在這些都成了下意識的動作，上健身房運動時，每每瞥見鏡中的自己，我都能看到姿勢大大進步。這是非常難能可貴的，畢竟我健身時通常全身飆汗且累得快要虛脫，連站都站不直。現在我站在鏡前，身體看起來比以前還要挺十倍。隔天早上，我上節目時看到自己，也有一樣的感受：我的姿勢在鏡頭前完美無缺，再也不像以前必須努力坐得筆直一點。

伸展操不僅對生理有好處，當我發現自己的姿勢改進，身體

也更加行動自如，在在令我信心大增。為了做伸展操，我每天不得不暫離手機和筆記電腦幾分鐘，這不僅是繼謹慎使用 3C 挑戰後又一成果，對我來說也意味著真實的自我照顧。再說，人在做伸展操時本來就會感到平靜，這種輕鬆的心情也會持續幾乎整天。感覺如同做了深層優質的按摩，身心會在事後數小時內如禪定一般。肌肉完全消除緊繃後，我覺得心理和情緒上的壓力彷彿也跟著減輕了。

到了月底，我終於明白自己以前多麼傻，居然因為身體有彈性就忽視伸展操。這簡直就像 9 月進行減糖挑戰時，誤以為自己平常不嗜甜，就不把糖攝取量放在心上。每天花短短幾分鐘放鬆肌肉並增加身體活動範圍，對身體的行動力、對自己的看法，以及處理壓力的能力都有深遠影響，我想不到有哪個挑戰的投資報酬率比這還要高，畢竟我這個月等電梯的時間說不定都比做伸展操要久。

從醫學觀點來看，本月伸展操挑戰再度證實上個月減糖挑戰的心得：哪怕你自認為某方面健康完美無缺，還是可以仔細分析自己的行為模式，看看有沒有需要改進的地方，再想一想如何改進，你就能從中獲益。這對我來說是個天大的領悟！要是我一直認定自己不需要做伸展操，也就永遠看不到所有令人驚嘆的好處，包括改進姿勢及健身能耐和效率更上一層樓，二者可是我多

年來夢寐以求的目標。

　　月底我還學會另一個道理：不要因為某個方法理論上看似簡單平凡，就以為它對健康沒有作用。有時候，最小、最簡單的改變反而帶來最強大的效力。

伸展操的科學根據

　　儘管大量研究顯示伸展操對人的整體健康好處多多，但美國人絕大多數不做伸展操。科學研究發現，不管你是健身狂或從不健身，伸展操都可以幫助維持肌肉強健。當你定期做伸展操，它還能從多個層面改善生活品質。以下是伸展操扭轉健康的詳細分析，哪怕你每天只做幾分鐘都適用。

▌做伸展操的方式和時機非常重要

　　大家都曾被體育老師要求彎腰以手碰觸腳趾，關於伸展操的科學研究和發現這些年來已有長足進展。這種維持某種姿勢一段時間，不管是伸出手觸地，或者藉助帶子或夥伴的協助，一概稱為靜態伸展。恰恰相反的就是動態伸展，你會動動雙臂、雙腿、軀幹或脖子，藉以活動、延伸並拉長肌肉。包括雙腿擺動、弓步下蹲、扭轉軀幹和抬高膝蓋等等。還有其他形態的伸展操，有些

包含相當複雜的動作，還有一些是運動醫學專家不推薦的。

　　針對冷硬的肌肉，包括美國運動委員會在內，當今大多數專家都推薦動態伸展，它可以增加血液循環及靈活度；至於熱身或健身後想要放鬆肌肉並增加彈性，他們建議採取靜態伸展。如果你平常不運動，動態和靜態伸展都做的話，可以為營養不良的肌肉帶來更多血液，也能活化身體不常運用的部位，提升靈活度，並幫助拉伸及放鬆因久坐或缺乏活動而僵硬的肌肉。

▌伸展操能強化肌肉並預防傷害

　　坐一整天對身體非常不利，部分原因是肌肉會變得緊繃和衰弱，因而無法伸展開來。這是大多數美國人的共同問題。為此你決定週末跑步、上健身房，或參加壘球隊來場比賽，對於肌肉的傷害其實沒有幫助，只會讓緊繃的肌肉更容易受傷。伸展操反而可以幫助你保持肌肉拉長及強壯，消除久坐的害處。

　　有人認為伸展操會造成運動傷害，其實那是因為大多數人的做法並不正確。健身前或尚未暖身時做靜態伸展，可能傷害肌肉、肌腱和韌帶。另一方面，動態伸展可以增進血液循環，為肌肉注入更多氧氣和養分，讓身體有更好的行動力和表現，從而預防運動傷害。

▌增加柔軟度可以改善不良姿勢，為外表加分

伸展操可以改善不良姿勢，強化身體支撐脊椎和活動中的肌肉，進而預防傷害。但這並不是保持挺直站姿或坐姿的唯一理由，科學研究顯示，大多數美國人都有下背痛，而不良姿勢正是元兇之一，它還會妨礙消化功能，造成持續性神經問題，影響呼吸，並提高跌倒的風險。

據我所知，彎腰駝背的站姿也會影響心情和精神層面。不妨試試看：當你抬頭挺胸站立或坐下，肩膀向後，縮小腹，屁股夾緊，你是否有種更自信、強大的感覺？研究顯示，良好姿勢對人的自信心和精力有顯著正面影響，可減輕壓力和負面情緒，並提高產能和靈敏度。

▌伸展操振奮心情的效果比雞尾酒或餅乾還要好

科學研究顯示，伸展操能刺激大腦釋放多巴胺，這是一種讓人心情好起來的化學物質，另外能刺激多巴胺分泌的還有毒品、酒精和糖，但這些都是危害健康的東西，只有伸展操不會害人的心情暴起又暴落，或是造成上癮的惡性循環，最後甚至發生戒斷症候群。伸展操不像這些惡習，它再怎麼樣也不會害人丟掉工作、搞砸親子或夫妻關係、變胖，以及健康或人生全毀。

良好的伸展操對心情的益處不僅僅是迅速刺激多巴胺分泌。

根據科學研究，定期做伸展操能幫助減輕壓力、緩解焦慮，甚至可降低抑鬱，作用類似瑜珈、冥想和某些身心活動，它們全都可以提升心理和情緒健康。除了改善姿勢的效果，科學研究也顯示伸展操能幫助提升精力和自尊心。

▌ 瑜珈滾筒把簡單的伸展操變為自我按摩

多數人不會把瑜珈滾筒和伸展操聯想在一起，但這種便宜又輕巧的圓筒正是為了伸展操而設計。更確切地說，瑜珈滾筒可供練習一種名為自我筋膜放鬆的活動，這類自我按摩幫助你減輕肌肉緊繃，減少肌肉和肌腱的激痛點或硬塊。

美國運動委員會指出，瑜珈滾筒能幫助你解除因少動、姿勢不良、久坐或跑步、騎車或舉重等重複動作引起的肌肉沾黏。如果放任肌肉沾黏，將導致肌肉變短，因而限制活動能力，還會在組織和肌腱間造成疼痛的硬塊或激痛點。緩解激痛點的最佳方式就是按摩，不管是把自己交給按摩師，或者用瑜珈滾筒治療幾分鐘都可以。比起花錢請按摩師，瑜珈滾筒明顯划算多了！

此外，科學研究顯示，定期使用瑜珈滾筒能減輕發炎、增加血液循環，讓心情平靜輕鬆。研究也表明，定期使用瑜珈滾筒，時日一久能增進運動表現，讓你鍛鍊得更好、更久、更強壯。

▌ 伸展操可預防心臟病、糖尿病、癌症和其他疾病

做伸展操的益處並不侷限於肌肉、韌帶和肌腱，它對整體健康最重要的貢獻就是增加動脈彈性、促進血液循環、預防僵硬，並降低心臟病的風險，這些都是經過科學證實的成效。研究也顯示，做伸展操可降低血壓、低密度膽固醇和血糖，進而促進心臟健康，並降低罹患糖尿病和癡呆症等慢性病的風險。伸展操甚至可能對癌症也有正面影響。2018 年，《科學報告》（*Scientific Reports*）刊登一篇動物研究報告，指出伸展操可幫助縮小癌症腫瘤，研究員認為這是因為做伸展操能增進免疫功能並減輕發炎。（請注意，我不是要大家單靠伸展操治療癌症！）

研究也表明，伸展操可舒緩關節炎和慢性疼痛，讓這類患者保持身體彈性和活動範圍，減輕關節疼痛。如果你最近骨骼和肌肉疼痛或受傷，一開始做伸展操可能會覺得不舒服，但當你持續藉由伸展操放鬆，這種感覺會漸漸減輕，久而久之完全消失。開始做伸展操前，不妨先向運動醫學專家、物理治療師或脊椎指壓治療師諮詢，確保你要做的伸展操不會出現反效果，導致某種病況惡化。

▌ 白天做伸展操，晚上更好睡

如果你已了解伸展操的種種益處，對於這項活動兼具促進血

液循環、振奮心情、降低血壓、減輕疼痛、舒緩緊張和壓力進而改善睡眠品質等多重功效，應該就不會覺得太意外。專家表示，就寢前做伸展操讓人更快入睡，睡眠品質更好。此外，早晨做伸展操能提振整天的精力、心情和積極正面心態，讓你更有效解決壓力，夜間就比較不會因壓力過大而失眠，從而改善睡眠品質。不管何時做伸展操，它都能糾正不良姿勢，減少肌肉緊繃和關節疼痛，降低夜間因背痛、肌肉痠痛或膝蓋抽痛而失眠的機率。

▌ 伸展操如同運動和健康飲食，效果不會持續到隔天

伸展操並非特效藥，它不能迅速並完全消除背痛，也不能讓你連續多日信心滿滿又幸福快樂。伸展操如同運動和飲食習慣，唯有你定期且長久做下去，才能享受它的好處。簡而言之，不要只因為做了一、兩天覺得沒什麼差別就放棄，只要堅持定期做，時間愈久愈能看到它的成效。

你可以這樣做

伸展操不須耗費大量體力，也不會讓你汗流浹背，或需要你犧牲什麼，只要每天做幾分鐘就有良好成效。儘管好處多多，但很少有人定期做伸展操，美國人的日常生活裡就是少了它。以下

是十種方法，幫助你養成每天做伸展操的習慣，進而大幅提升健康快樂。

一、絕對不要在肌肉冷硬的狀態下做伸展操。這似乎是做伸展操的最基本要訣，但我在健身房經常看到一種情況，很多人一進來就不管三七二十一開始笨手笨腳地做伸展操。事實上，在開始運動或展開忙碌的一天之前從事靜態伸展，把肌肉鎖在一個固定姿勢上，只會增加拉傷的機率，並影響身體的行動能力。在健身、跑步或展開忙碌的一天之前，如果你想要暖身，那就做些動態伸展，好比弓步下蹲、雙腿擺動與脖子畫圈，首先將血液和氧氣注入冷硬的肌肉中。

二、設計一套綜合伸展操。最好的整套伸展操從動態伸展開始，之後再接續靜態伸展，活動範圍包括全身，從頭到腳趾，不要只動你覺得緊繃的肌肉。有些我們不太重視的肌肉、肌腱和韌帶往往也需要伸展，畢竟它們負責帶動其他肌肉。還要記住，不管你是否覺得自己只有半邊僵硬緊繃，如果你伸展了左半邊，右半邊也不要忽略，反之亦然。只做一邊將導致肌肉不平衡及不對稱，若你本來就有這兩種情況，還會更惡化。

三、**不妨上一堂課或上網搜尋新的伸展操**。我在峽谷牧場上了 30 分鐘課程，收穫滿滿。如果你剛接觸伸展操，不妨考慮上一堂課，學習如何從事這項新運動，培養所需技巧。課程內容可以是伸展操（比如瑜珈）、太極拳或彼拉提斯。不是健身房會員？你還是可以上網搜尋一些可靠機構或影片，教你如何進行動態和靜態伸展。

四、**做靜態伸展，但不要過度拉伸或跳躍**。美國運動醫學會指出，做靜態伸展 1 分鐘的成效最好，不管是同一個姿勢維持 60 秒，或者分三次、每次 20 秒做完，效果都一樣。不管你怎麼做，絕對不要做令你疼痛的靜態伸展，或者拚命拉伸到不舒服的程度，兩者都會導致發炎，還有可能受傷。最後要提醒，在做靜態伸展時，不要跳躍或嘗試超出身體自然活動範圍的動作，這也可能造成傷害與肌肉痠痛。

五、**添購瑜珈滾筒**。我花 20 美元買的瑜珈滾筒是最棒的肌肉健康投資。因為瑜珈滾筒隨時能因應需求替你按摩身體，不需要跑去昂貴的水療按摩中心，或花費巨資聘請運動治療師。瑜珈滾筒幫助舒緩肌肉緊繃和激痛，它帶來的奇效哪怕最齊全的動態與靜態伸展操也比不上。基於上述原因，我把瑜珈滾筒收在衣櫥

裡，每次換衣服就會想到要來「滾一滾」。

六、挑一個固定時段做伸展操，讓它成為習慣。既然伸展操很容易開始，也很容易被遺忘或拖延，直到當天結束，你才後悔莫及。不妨在挑戰第一週嘗試找出一個固定時段，也就是每天最有可能做伸展操的時間點。對我來說，一大早最適合，因為比較不會分心，也不會被各種公私事纏身。我挑的這個時段剛好洗完澡，經過自然暖身後可以從事更安全深入的伸展操。

　　如果你幾乎天天鍛鍊或上健身房，可能會發現運動後做伸展操更適合。如果你不習慣早起或者入睡困難，或許對你來說睡前做伸展操最好。要是你決定晚上做，請確保一週至少持續5天，而不是週末或等到早歸或沒有家人打擾的日子才要做。

七、暫且拋下時尚。我推薦早晨、睡前或健身後做伸展操，因為這時的你可能穿著內衣、睡衣或運動衣，如此一來有助於做完整套伸展操。若挑其他時段做，你很可能穿著西裝、窄裙或牛仔褲，這些衣服不但讓人不舒服，還會妨礙你伸展全身。如果你唯一能做的時段只有平日上班期間，不妨帶一件短褲或寬鬆長褲到辦公室去。

八、多做無妨。做伸展操讓人舒服自在，你在本月做得愈多，感覺就愈好。我發現就連白天坐在辦公桌前我也想做伸展操，雖然我依然盡量在早上做完，但只要其他時間再做，就能為忙碌的一天注入更多精力又放鬆身心。你說不定會發現，當你排隊等結帳、等電梯，或者等小孩放學時，輕輕鬆鬆就能將伸展操融入其中。不要只做每天必做的那一次伸展操，如果能在一天當中多做幾次，身體的彈性、活動範圍、肌力、精力和心情都會顯著提升。

九、呼吸很重要，還要記得放鬆臉部肌肉！人不舒服時，往往會下意識摒住呼吸，但這麼做反而妨礙了氧氣進入人體，只會讓人更不舒服和焦慮。有鑑於此，做伸展操時，務必要保持呼吸，以便抵消不適感，助你進行更深入的伸展。

另外也要牢記，做伸展操時不要面目猙獰扭曲。這是我在婦產科學到的技巧。當你要臨盆的產婦在子宮收縮造成陣痛時放鬆臉部肌肉，她如果照辦，全身也會立刻跟著放鬆，不僅痛苦因此減輕，產程也會縮短，變得較為輕鬆。相同道理也適用於伸展，當你放鬆臉部肌肉，全身也會跟著放鬆，你就能更深入進行伸展操，也會覺得更舒服。

十、以想像力戰勝無聊。想要培養每天做伸展操的好習慣，

最大的障礙或許是大多數人覺得這件事很無聊。建議你不要為了打發無聊時光，一邊做操一邊看電視或看手機，不妨嘗試利用這段寶貴時間放空，讓身心處於完全放鬆的境界。如果你發現自己只想趕快做完，不妨運用想像力，每次做伸展操時，想像每條肌肉逐漸拉長，愈來愈柔軟。科學研究顯示，這類想像能幫助你迅速確實達標。

11

十一月 挑戰

睡好睡飽

我的版本

前兩個月，我投入自我挑戰，從不同層面提升健康，包括少糖和做伸展操。而在這兩項挑戰中，我都誤以為自己早就接近完美狀態，想必輕輕鬆鬆就能達標。事後，我對自己有了全新認識，也找到新方法助我培養這兩個習慣，以便讓我過得更健康快樂。因此，沈浸在驚喜中的我，決定在 11 月來臨時「故技重施」，本月挑戰健康的另一個層面——睡眠，同樣是我一直以來自我感覺良好的習慣。

我向來睡得很好。就讀大學與醫學院期間，我不管在哪裡，不管周遭發生任何事，只要頭一碰到桌面，我可以馬上打個小盹，

還能隨時因應需要醒來，彷彿體內自帶鬧鐘，絕對不誇張。只要問問我的同學兼死黨理查，他會告訴你我這項絕技如何令他嘖嘖稱奇！幾年後，我進入醫療界工作，每次待命和輪夜班，其他醫師都對我的絕技自嘆不如，我隨時隨地都可以睡著，可以說「使命必達」。我從來沒有入睡問題，也不會躺很久還睡不著，白天我也幾乎不曾感到疲累。要說我有什麼過人之處，那就是幾乎沒有人比我還要精力旺盛。我甚至達到無比自豪的境界，長期維持規律的睡眠週期，也就是說，我每天幾乎同一時間就寢，也幾乎同一時間醒來，這是專家一致推薦的理想睡眠習慣。

但近幾年來，我的生活變得更忙碌，自從開始上《早安美國》，每天行程完全不一樣，早上 5 點就要起床，我知道這嚴重剝奪了睡眠時間。從前，據我推算，每晚我最少能睡上 8 小時，只有陪產婦分娩時例外。然而，在尚未投入本月挑戰前，我推算每天的平均睡眠時間大約只有 7 小時，算不上太離譜，但比起以往依然少了一點。我很想知道，多睡個 30 分鐘到 1 小時，會不會對我的精力、食欲、健身或腦筋靈活度有幫助。此外，我始終把睡眠看作人生中最寶貴的大事，既然孩子都已成年，除非工作上需要，我不想再為任何人犧牲睡眠。

談到將睡眠列為本月挑戰，我知道這切中了很多觀眾和讀者的要害。根據疾病管制與預防中心的研究，三分之一美國人長期

睡眠不足，我在診間常遇到這類患者。我也知道，要大家睡眠充足，真是說來容易做來難。我開始思考如何設計本月挑戰，最後決定嘗試，每夜至少多睡 20 分鐘，每個人情況不同，這是適合我的做法。當然睡眠愈充足愈好，但一開始我不想太貪心，或設定脫離現實的目標。此外，我認為自己原本的睡眠品質還算健康，甚至根本不需要多睡那幾分鐘。事實證明我大錯特錯。

第一週
一天睡不好就會影響心情和精力

本月剛邁入第一天，我就忙得不可開交，早上要上《早安美國》，接著看診到傍晚，晚上則跟朋友聚餐，席間喝了兩杯酒。自從不喝酒挑戰後，我很少喝這麼多（從那時起，外出時我努力把飲酒量限制一份），這對培養健康睡眠習慣似乎相當不利。但我還是設法在 9 點 45 分就寢，早上 5 點 15 分起床，足足睡了 7 個半小時，比平常多 30 分鐘。

隔天是週五，晚上男友前來共度週末，順便慶祝他的生日。我們吃了一頓很棒的晚餐，儘管隔天的週六上午我必須上《早安美國》，我的就寢時間仍比平常晚了很多。熬夜的結果是玩得很愉快，但睡得很少，只有 6 小時，我隔天便覺得整個人像是被榨乾了。結束《早安美國》的工作後，我嘗試利用伸展操恢復活力。

後來我小睡了 45 分鐘，因為預估今夜還是會和男朋友共度並晚睡，事實證明果然沒錯。

週日我不需要上《早安美國》，但也很難睡到 6 點以後，只能怪體內的鬧鐘早就設定好了。這意味著睡眠再次被壓縮到 6 小時，白天也再度感到疲憊、懶散和提不起勁。諷刺的是，我反而因此有了絕妙的想法：要是連續兩夜比平常少睡 1 小時，我就這麼不舒服，如果連續兩夜多睡 1 小時，感覺會多麼棒？

週日晚上我破了記錄，足足睡了 8 小時又 20 分鐘。我刻意早早上床，由於連續兩天睡眠不足，身體早就累壞，心甘情願配合。我知道人一旦前一晚睡眠不足，之後再怎麼睡也補不回來，但隔天早上起床時，我還是覺得神清氣爽。

經過週末連續兩次熬夜的突發狀況，我不禁有點擔心，不曉得如何有效執行本月挑戰。但我轉念一想：既然有相關 APP 可下載，我何必每天以紙筆記錄睡眠時數？我上網搜尋，下載一款名為「睡眠週期」（Sleep Cycle）的 APP，它根據聲音和動作記錄睡眠時間，並提供一些有趣的數據，比如深眠和一般睡眠的比較。當初執行多走路挑戰時，我學到一個經驗：善用應用程式能幫助我堅持下去，因為我超期待看見那上面顯現傲人的數據。

當晚，我啟動「睡眠週期」，把手機切換為「勿擾」模式。隔天早上，我打開應用程式，意外發現自己竟睡了 7 小時 37 分鐘，

我本來以為不會超過 7 小時。到目前為止，我只知道自己平均睡眠時間，根據就寢到起床的時間大略估計而已。但現在，我有了精準測量睡眠時間的新方法，它的效果令我喜出望外。

本週最後一夜，沒有任何安排，我決定善加運用這段難得的時間。我做了一些伏地挺身、棒式和伸展操，以免將時間全花在滑手機、看社群媒體（有沒有看到我多優秀？居然能把三種挑戰結合在一起），接下來，在蒐集睡眠資料的新神器輔助下，我儘可能早早上床，締造了 8 小時 25 分鐘的睡眠記錄。

本週進入尾聲，經過連續三夜至少高於平均值 30 分鐘的睡眠，我感到整體狀況比起月初還要好。我發現以「停機」作為本週的結束，讓我能主動為充足睡眠而努力，而不是被動等待它可能會發生。我也迫不及待要看到下週應用程式的數據，透過它精準的統計，我好想知道自己還能開創多麼輝煌的紀錄。

第二週
弄清楚你真正需要的睡眠時間

第二週多數日子裡，我儘可能早早就寢。我不喜歡浪費晚上的時間，但我和大家一樣，下班後只想放鬆，可能就會沈浸在某些活動裡。哪怕我已完成謹慎使用 3C 挑戰，還是會流連網路商店，或者觀賞 Netflix 影集《高牆邊的混亂》（*Fauda*），或是與

男友或住校的孩子視訊通話。但到了這週，我把上健身房的方針應用在睡覺上面。為了得知我還可以多睡多久，我不讓自己被這些外務纏身，早早就上床準備睡覺，挑戰也因而變得樂趣橫生。其實，有好幾夜我並不累，但我依然強迫自己上床，而且依然有本事迅速入睡。

本週我之所以能專心執行睡眠挑戰，全都要歸功於下班後沒有其他要事，這是個難能可貴而令人高興的情況。此外，週末我也沒有出差、旅行、陪女兒參加活動等等安排，一方面這純屬偶然，另一方面，當我發現週末剛好沒事，隨即決定就這樣沒事到底，不做任何安排，以便專心進行睡眠挑戰。

本週有三夜，我的睡眠紀錄比以往的平均值多了 15 到 30 分鐘。其他日子裡是恰好或超過 8 小時，還有一夜是 8 小時 30 分鐘，最長紀錄則是週六夜晚的 9 小時 15 分鐘。眼睛閉了這麼長一段時間，早上起床時，我並沒有頭昏眼化，只覺得無比輕鬆，彷彿正在度假。我依然保持上床前多喝水的習慣，很高興看到增加的飲水量只會讓我在夜間起來上一次洗手間，並沒有對睡眠時間造成負面影響。

以上種種似乎都在告訴我要了解自己到底需要多少睡眠。當我睡滿 8 小時或更久，比起平常平均只睡 7 小時，精力有了顯著提升。我還發現飢餓感減輕（哦耶！），一整天心態更積極正面，

腦筋也更靈活，甚至覺得皮膚稍稍健康了點。回顧手機裡的睡眠記錄，我整理出一個定論：只要睡滿 8 小時，我的身心狀態會比睡上 7 小時、7 小時 30 分或介於兩者之間都要好。照這樣下去，下個月我勢必要迎接另一個挑戰：設法找出生活中有哪些地方可以改變，好讓我在多數日子裡睡滿 8 小時。

本月剩下的日子裡，我知道若要保持 8 小時睡眠，必須繼續努力，盡量早早上床，而不是隔天晚起。為了趕上《早安美國》播出時間，我不可能輕易更動起床時間，通常我會定在清晨 5 點，最晚不能超過 5 點 20 分，有時候我甚至 4 點 20 分就起床了。即使偶爾早上不用進棚，我的生理時鐘也已定型，時間一到就自動醒來。我想要一直維持這個習慣，因為我知道規律的就寢和起床對睡眠整體健康很重要。長話短說，想要確保每晚睡足 8 小時，我必須在 9 點到 9 點半間上床睡覺。

這些進展和領悟毫無問題，不像減糖挑戰，我並沒有感到痛苦難熬。而且，我也不需要為了漂亮的成績大幅改變生活方式。

我發現自己很愛用「睡眠週期」，它一方面助我維繫良好睡眠習慣，另一方面以有趣的科學數據讓我樂此不疲。這個 APP 簡單實用，把挑戰化為有趣的遊戲，我知道手機分分秒秒都在記錄，我想知道自己能多早就寢，以便一大早就能看見傲人的成績，讓我以滿滿的成就感迎接嶄新的一天。這個 APP 還有一個意想不到

的好處，它讓我夜間不碰手機，因為只要我拿起手機查看訊息或郵件，它就會終止記錄。

第三週
減輕壓力讓你睡得更飽

第三週可以說出師不利。我以為自己早已找到睡眠充足的解決方案（反正只要早點上床就行了），但遇到應酬或有其他安排的日子，我卻拿不出實際對策來達標。男友即將於本週末再次進城，我們打算共進晚餐。我跟親友聚餐時，實在不想拜託他們5、6點就碰面，好讓我8點半回家，早早準備上床睡覺。事實上，我和男友共度的夜晚，絕大多數都是11點多才睡，雖然週末不需要上《早安美國》，盡職的生理時鐘還是會在早上6點叫醒我。

不過，這次我的睡眠沒有像第一週那般淒慘，他來訪的這幾天，我平均睡眠時間還是達到近7小時30分鐘，只有週日例外，記錄的睡眠時間低於7小時，因為晚睡，而週一凌晨4點半我就得起個大早，趕赴《早安美國》的一個特別任務。

他離開後，那天晚上我不到8點就上床，足足睡了10小時。這跟挑戰無關，純粹是因為我累壞了。不過，這場飽覺來得正是時候，因為隔天我和兒子、女兒於夜間10點半啟程，開車前往波士頓，打算隔天在當地過感恩節。我們半夜2點15分才抵達

麻州，等我爬上床已經是 2 點 45 分，我甚至連 APP 也沒有啟動。儘管上床時間晚得不可思議，我還是在早晨 7 點 45 分就醒來，只睡了 5 個鐘頭，反正我不可能睡超過 6 點太久。

我和親友團聚，沈浸在感恩節的喜悅中，但太陽一下山，我發現自己有一種被掏空的感覺。我餓得要命，並不是因為今天剛好是節日。我開始狂吃，比以往過感恩節時吃得更猛，之後早早就寢，整整睡了 10 小時 20 分鐘。

儘管最低記錄只睡了 5 小時，我並未因此而氣餒。我依然積極面對這次挑戰，也正面看待本週高於以往平均 7 小時的優良記錄。此外，我深知不管自己多麼堅決執行早睡，現實生活偶爾或在某種程度上仍會妨礙睡眠計畫。我下定決心，只要沒有特殊狀況，我一定要儘可能早睡。

我雖不擔心偶爾睡眠不足，卻發現比起月初剛開始挑戰時，我變得無法忍受持續性睡眠不足。我已經習慣這種更敏銳靈活的感覺，也習慣更平靜的心情及更低的食欲。7 小時睡眠對現在的我來說是一種不樂見的負面情況，我只想盡量避免。部分原因是當我睡眠不足，生活上的種種小問題會變成大麻煩。本月到目前為止，我每天「壓力山大」，很多人在節日前都如此，但經過連續幾夜充足睡眠後，壓力就變得比較好應付。這並不是因為問題忽然自動消失，或是解決辦法神奇出現。進入第三週尾聲，我終

於釐清整個模式：我愈充分休息，壓力就愈小，問題不會惡化為天大的災難。我除了嘗試保持充足睡眠，也會在情況允許時盡量提早起床，以便進行冥想，我深知這對減輕壓力至關重大。

第四週
充足睡眠幫助你減重，變得年輕又快樂

邁入本月最後一週，我終於找到兼顧社交生活和充足睡眠的妙招。整週行程滿檔，工作、社交活動、一大早錄製《早安美國》、外包專案最後截止期限，外加週末陪克蘿伊參加曲棍球賽。一開始我便決定好好安排時間，把早點回家上床睡覺當作第一優先考量，到時我一定可以順利達標。當中有幾天下班後仍有活動或聚餐，我刻意在適當時機離開，不容自己長時間駐足留戀。一回到家，我立刻準備就寢，不碰手機，只做了幾件上床前的例行事務，好讓身體和大腦知道睡覺時間到了。

另外幾天我下班後直接回家，但手上還有《早安美國》準備工作和其他專案要忙，加班期間我不斷提醒自己重視效率，以便能早早上床睡覺。這種事不需要多麼嚴格的紀律，我反倒覺得很像開心地在跟時間賽跑。我就寢時通常不覺得疲累，但還是很快就能入睡，部分要歸功於我整個月都在訓練自己早睡。

為了完勝本月挑戰，我連續六夜都睡足 8 小時，只有本週第

一夜睡了 7 小時，因為當天我還沒有學會如何在適當時機離開社交或活動場所，就這樣多待了一段時間。

　　我覺得自己棒極了，但並不是說我高興得像 5 歲小孩那樣跳來跳去，睡眠充足反而讓我變得更沈著冷靜、心情平和，同時精神上更有活力，腦筋也更靈敏，當初進行冥想挑戰也有相同功效。我變得更有生產力，效率和效能（本月新詞）也提升了，整個人快樂得不得了。有了充足睡眠，我對自己和生活的看法更正面，也變得更樂於投入社交生活。以往特別忙碌或壓力大時，我往往會把工作和社交當作一種不得不盡的義務。邁入第四週後，雖然忙碌依舊，壓力也很大，但我一方面渴望外出與朋友和同事相聚，另一方面努力達標。

　　睡眠充足除了幫助我更樂於投入社交生活，它也帶給我充足的時間、精力和心力，去從事我想做的每件事。比如說，達到每天設定的步行數、有氧運動、伏地挺身和棒式。第四週的生活和工作面臨龐大壓力，我每天進行 20 分鐘冥想，也嘗試多喝水、多吃蔬果，並少碰肉類和糖。只要是對身心有益處的習慣，我每天都會照做。

　　比起前幾週，我的飢餓感也顯著減輕，這並不是心理作用。月初朋友推薦我使用一款記錄飲食的 APP，我開始將進食時間及吃下的東西都記錄下來。第四週回顧整個月的紀錄，我訝異地發

現，兩餐居然間隔這麼久，我往往數小時裡什麼都沒吃，但一點都不覺得餓。若按照平日慣例，我早上 5 點起床，每每到 10 點半就餓壞了。但本週十 10 點半來了又去，我根本不想吃東西。

本月最後一天，《早安美國》化妝師麗莎對我大大誇讚一番，她說我看起來容光煥發。其實我自己也注意到了。本週一開始，我初次決定進診所時不化底妝，以前為了掩飾臉上的紅疹，我一定會化上底妝。但到了第四週，我認為自己不需要化妝，因為遍佈臉頰的輕微紅疹已經消失不見。我不能把這件事完全歸功於睡眠充足，畢竟二者之間沒有絕對因果關係，但睡眠充足確實是我這幾週唯一的改變。

以 APP 式記錄睡眠也有很大的幫助。到了最後一週，睡前打開應用程式，整夜不碰手機，這些早已成了習慣。為了在應用程式上締造優良紀錄，我對挑戰更有責任感，而那些傲人成績愈發鼓舞了我。到了月底，我成功了，本月（或者該說是從第一週採用睡眠應用程式後起算）平均睡眠時間達 8 小時 13 分鐘，比進行挑戰前還多了 30 鐘到一個鐘頭。些許的時間投資能創造更多精力、減輕壓力和飢餓感、打造更健康的膚況，甚至提升社交生活品質。當我想到多睡一個鐘頭讓我產值和效能雙雙提升，在床上多花的這 60 分鐘絕不僅僅是時間投資而已。

睡眠的科學根據

睡眠不足會致人於死，絕不誇張。雖然這說法聽來有些危言聳聽，但多數人不了解，長期睡眠不足對生理、心理和情緒健康都有重大影響。即使你認為自己睡 6 小時就夠了，哪怕多一秒都沒必要，但根據科學研究，我敢斷言，你的身心功能絕對沒有料想中來得好。以下列舉各項科學研究，證明我們需要的睡眠比想像中還要多。

▍ 只睡 6 小時的你，表現絕對不如預期

健康這檔事永遠不缺荒謬絕倫的說法，其中之一便是有些人主張自己每天只需要睡 6 小時或更少，依然能保持身心功能完整及健康。然而，美國所有重要醫療機構均聲稱，人類每天最少需要 7 小時睡眠。疾病管制與預防中心指出，一旦睡眠時間低於這個標準，除了會影響大腦運作，還會提高高血壓、糖尿病、心臟病、肥胖、癌症、中風及死亡的風險。長期睡眠不足甚至會大幅提高抑鬱的機率，並造成腦細胞永久損耗。

全人類只有 1% 不符合 7 小時睡眠法則，科學家稱他們為「短時睡眠者」。由於基因改變，他們得以抵擋長期睡眠不足造成的危害，而我當然不屬於這個族群。其他 99% 的人每天需要至少 7

小時睡眠，以便身心正常運作，有些人甚至需要 8 小時或更久。
《睡眠》（*Sleep*）期刊於 2003 年發表一項研究報告，指出睡 6
小時的人在認知功能檢測的表現跟連續 2 天沒睡的人一樣差。事
實上，就反應時間來看，他們和那些血液裡含有 0.1% 酒精或達
到法定酒醉標準的人一樣慢。更可怕的是，只睡 6 小時的人全都
認為自己沒有任何問題。

　　從另一個角度看待睡眠不足這件事，睡眠專家丹尼爾·戈登
堡（Daniel Gartenberg）將只睡 6 小時的人比喻為魚缸裡的魚。
這些魚從來不知道自己在魚缸裡，直到你把牠們撈出來，放進海
裡。同樣的，睡眠不足的人並不知道自己睡得不夠，直到他們開
始擁有充足睡眠為止。

▌ 你需要的睡眠比想像中還要久

　　大家都聽過 8 小時睡眠最為理想，研究也指出，一般人符合
這個標準時，身心便可達到最佳運作狀態。但我們究竟需要多少
睡眠其實因人而異，根據科學研究，人對睡眠的需求量部分由基
因決定，此外還有生活需求和環境。某些人可能需要睡 9 小時，
另外一些人則只需睡 7 小時 30 分鐘就能達到身心正常運作。祕
訣在於找出自己的理想睡眠長度，每天睡足這個時數。研究人員
表示，問題是人們通常會高估自己睡了多久，至少多算 30 分鐘，

甚至更久。這意味著如果你認為自己睡了 7 小時，實際上你很可能只睡了 6 小時。

▌ 充足睡眠能讓你聰明伶俐

睡滿 8 小時能提升你的智力、專注力和解決問題能力。許多研究顯示，一夜好眠對腦部各區域都有重大影響，可增進專注力、思考力和理解新觀念與訊息的能力。根據《神經科學期刊》（*Journal of Neuroscience*）2014 年刊登的研究，長期睡眠不足影響智力，導致腦部萎縮，甚至造成灰質細胞永久損耗。研究顯示，連續 5 天睡眠只有或未滿 6 小時的人，在認知功能檢測的表現上足足退步六成。此外，睡眠不足的人學習力和記憶力都會降低，因為大腦在夜裡才會消化整理白天所見所學。睡得不夠時，你的腦子留不住訊息，或者需要某個訊息時偏偏想不起來。

睡眠障礙可能會有致死風險

如果你經常疲憊不堪、頭痛、夜間盜汗或有其他症狀，你需要的可能不是進行睡眠挑戰，而是就醫。睡眠障礙相當普遍，雖然患者本身和醫生都能輕易察覺出失眠、不寧腿症候群和猝睡症，卻有將近 80% 的睡眠呼吸中止症患者不知

道自己罹患這種可能致死的症狀，而女性未經確診的比例又比男性還要高。

　　睡眠呼吸中止症的症狀包括睡覺時嚴重打鼾、大口喘氣及無法呼吸。但患者不一定都會打鼾，因為女性的呼吸道較窄，不會像男性發出巨大的鼾聲。女性患者較常見的症狀是白天困倦、頭痛，夜間失眠、盜汗，尤其是 50 歲以上的女性。上述症狀有一些也象徵著更年期來臨，因此唯有醫生才能確認病因。如果你有這些症狀，或者擔心自己的睡眠習慣有問題，不妨就醫接受診察。若一直放任不管，睡眠呼吸中止症將提高心臟病、中風、糖尿病和其他病症的風險。

減肥時應睡眠和飲食並重

　　研究人員指出，減肥時充足睡眠和飲食一樣重要。科學研究顯示，睡眠少於 7 小時會妨礙身體燃燒脂肪。芝加哥大學（University of Chicago）研究員發現，兩組人採取相同飲食，一組每天平均睡 8 小時，另一組睡眠時數較少，後者的減肥成果比前者少了 55%。

　　睡眠不足也會導致新陳代謝變慢，科學家甚至為此發明專用術語，稱它為「代謝無力」。研究人員表示，只要連續四夜睡眠

不足，血糖濃度上升，身體就會努力分泌胰島素，對於會造成脂肪囤積的荷爾蒙，身體的抑制能力也降低了 30%。換句話說，身體無法迅速清除血液中的脂肪，就會有更多脂肪儲存在細胞中。

睡眠不足還會從其他各層面影響體內多種荷爾蒙，使得身體分泌的瘦素不足，這是一種讓人有飽足感的荷爾蒙。睡眠不足一方面導致瘦素過低，另一方面則刺激飢餓素大量分泌，讓人容易肚子餓。此外，與壓力相關的皮質醇也會節節升高，飢餓素加上皮質醇的交互作用，使得我們飢餓難耐並胃口大開。不管你的意志力多麼堅強都抵擋不了這些荷爾蒙的作用，即使最自律、最堅定的人也會失控，開始大吃特吃。

加州大學洛杉磯分校（UCLA）於 2017 年刊登一項研究報告，指出 6 小時或更少的睡眠會限制腦部與決策相關的活動，和酒醉一樣對人的判斷力造成影響。當人睡眠不足，不活躍的額葉加上高度活躍的大腦獎勵中樞系統，人對於食物和種種惡習便無法做出恰當決定，這就是為什麼我們動不動就向炸物、加工碳水化合物或甜食投降。

▎ 睡眠不足嚴重破壞膚質

剝削睡眠的後果會顯現在臉部，這話一點也不誇張。睡眠不足造成身體分泌大量皮質醇，對皮膚和體重都有不良影響。皮質

醇過多導致皮膚發炎與相關症狀惡化，包括面皰、乾癬、溼疹和我個人遭遇的紅疹。此外，它還會破壞膠原蛋白和玻尿酸，它們可是幫助皮膚保持豐潤與彈性的兩大功臣，讓你看起來容光煥發（引用《早安美國》化妝師的說法）。這兩種蛋白質只要缺乏其中之一，可能導致臉部細紋與皺紋增生。

人需要充足睡眠，特別是慢波睡眠，以便製造生長荷爾蒙。包括皮膚細胞在內，身體所有受損細胞都要仰賴生長荷爾蒙來修復，若分泌不足將導致全身和臉部加速老化。此外，身體也會利用睡眠期間再次平衡皮膚細胞的溼度，這也是為什麼睡眠不足往往導致皮膚太乾、下眼袋浮腫與黑眼圈，時日一久，這些就成了臉部永久的問題，再也不會消失。

▍充足睡眠讓你快樂又性感

大家都知道，睡不好讓人情緒不穩又暴躁，其實睡眠對心情的影響不只這些表面症狀。2017 年，牛津經濟研究機構（Oxford Economics）發現，健康快樂的生活有個最重要的單一因素，就是睡眠，它比金錢、性愛或擁有廣大支持都重要多了。研究顯示，睡眠充足不但讓人更高興及正面積極，還會激發自尊，減輕憤怒、敵意和悲傷。當一個人充分休息後，對各種情況都能做出更適當的反應，也更懂得如何面對壓力，並且更有可能找出解決問題的

方法。但當你睡眠不足，上述能力全都會減弱。

　　一開始進行睡眠挑戰時，我便發現持續睡足 8 小時讓我有種渴望投入社交生活的感覺，部分原因來自正面積極的心態持續上升。根據《心理生理學期刊》（*Journal of Psychophysiology*）於 2016 年刊登的研究報告，睡眠充足也會讓人變得更有同理心。睡眠不足則會剝奪一個人察言觀色的能力，很可能就此引發不恰當的行為，但我們卻毫不自知，只因為我們實在太累了，唉！

　　睡眠不足也會嚴重影響你和伴侶的感情，不管是房事或其他層面都一樣。研究顯示，睡眠不足會摧毀最正常健康的性欲，部分原因是身體在夜間才會分泌性荷爾蒙。此外，睡眠不足也會搾乾一個人的精力，自尊心還會降低，緊張和敵意則節節升高，這些後果全都會顯現在房事上。

　　多項研究顯示，若有一方或雙方睡眠不滿 7 小時，可能發生說話時用詞很負面、無緣無故挑釁，或者做出一些輕率的決定，導致兩人的關係產生裂痕。要是這些還不夠糟，不妨看看這個：研究顯示，睡眠不足甚至會讓你在伴侶和他人眼中毫無魅力可言。《皇家學會開放科學期刊》（Royal Society Open Science Journal）於 2017 年刊登一篇研究報告，指出在一般人眼中，那些睡眠不足的人比睡飽的人更沒有吸引力。

▌荷爾蒙變化或許意味著你需要更多睡眠

雌激素和黃體激素能幫助誘發睡意，因此懷孕期間、更年期前後甚至經期不規則都會導致睡眠障礙。舉例說明，更年期前後的婦女雌激素和黃體激素濃度下降，將導致失眠及半夜忽然醒來，並觸發熱潮紅，尤其是在睡眠的前半段。孕期和產後的荷爾蒙波動也會造成睡眠障礙，進而增加產後憂鬱症的風險。

對女性來說，這些情況相當普遍，但妳不需要就這樣默默承受因荷爾蒙變化造成的睡眠障礙。如果妳懷疑自己因為荷爾蒙變化或不平衡而導致睡眠障礙，不妨找醫生或婦產科專家諮詢。醫生可能會建議妳採取荷爾蒙替代療法，搭配一些經科學證實有效的方式以幫助睡眠，好比放鬆療法、規律呼吸和引導式想像法。妳也可以按自己的方式減輕因荷爾蒙變化而造成的睡眠障礙，比如規律運動；進行冥想、瑜珈或其他減壓活動；採取有益健康的飲食法，幫助改善荷爾蒙不平衡。不管妳決定用何種方式解決各種睡眠問題，長期或終生服用安眠藥絕不是辦法，就像拿 OK 繃治療嚴重傷口一樣，非但無濟於事，還會造成更多問題。

你可以這樣做

學會保持充足睡眠的祕訣，不僅讓你完勝本月挑戰，還能讓

你更健康快樂。睡眠這個議題如同飲食，世上有成千上萬種不同建議和有效良方，但適合別人的方式不一定適合你。儘管如此，還是有一些通用法則和祕訣，可以幫助大家睡得又香又甜又久。以下列舉其中幾種，外加我自己發現的最佳方法，它們能確保你每天睡上 8 小時。

一、睡眠第一，無可取代。 當工作、社交活動、家庭聚會或有趣的出遊忽然來臨，人最先犧牲的往往就是睡眠，因為大家都認為晚點上床、早點起床沒什麼大不了，或者為了做需要或想要做的事，偶爾一次顧不上優質睡眠也無妨。然而，把睡眠當成可調整的變數，正是這種心態造成大量美國人睡眠不足的原因。睡眠確實面臨了問題！我們把睡覺視為一種奢侈，但實際上它是醫療必需！因此，本月請將睡眠列為第一優先考量，就寢時間一到立刻上床，沒有商量的餘地。如果你必須工作，或想要探親訪友，請從別的時段（比如看電視或上社群媒體）撥出時間，完成這些事項。此外，就寢前至少安排 30 分鐘放空時間，不工作、不碰3C，也不跟人交際，徹底放鬆自己，以便縮進被窩後立刻準備入睡。

二、安排規律的睡眠時間。 每天在同一時間上床睡覺，隔天

在另一個同一時間醒來，這是打造健康睡眠模式最有效的方法。養成固定就寢模式後，時間一到就會出現睡意，就像三餐時間一到就想吃東西一樣。舉例說明，如果你每天大約 7 點吃晚餐，每到這個時間點肚子就會餓起來。同樣的，規律一致的就寢與起床週期讓你的生理時鐘與睡眠同步，幫助你迅速入睡，輕鬆醒來，還能避免夜間忽然醒來。在上班日要打造一致的睡眠週期其實不難，難的是週末還要和平日一樣，在同一時間入睡，另一個同一時間醒來。睡眠專家指出，如果你週末還是晚睡了，隔天早上最好按照平常的時間起床，午後可小睡一下，總之，不要睡到日上三竿。

三、**重新打造睡眠環境**。年紀漸長，我這才明白臥室的環境對睡眠有決定性影響。多年來讀過很多專家建議，臥室應該保持黑暗、涼爽及安靜，但我直到最近才把臥室窗簾換成完全遮光的款式，空調也會設定在 16 度（研究顯示，攝氏 16 至 19.5 度最能誘發睡意）。這兩個小技巧大幅提升我的睡眠品質，只要有人希望改善睡眠，我都會建議他們比照辦理。

至於噪音，我家並沒有這種問題。如果你無法防止其他房間、鄰居或車水馬龍的街道傳來的噪音，或者你經常外出旅行或出差，不妨在臥室製造白噪音，好比開啟窗扇、助眠器，或在手機

下載白噪音 APP。研究顯示，白噪音在可測得的頻率範圍內，保持一致頻率，可以蓋過其他令人無法入睡以致失眠的聲音。

四、慎選床伴。許多研究顯示，睡不好往往是因為和別人睡在一起，特別是那種鼾聲如雷的床伴。如果你失眠是伴侶或配偶造成的，一定要鼓勵他們就醫治療打鼾，並考慮分房睡覺。所謂的「睡覺離婚」便是夫妻各自睡在不同房間，美國有 25% 已婚人士如此，他們聲稱分房睡後睡眠品質提升了。不過，也有一些研究指出，女性和心愛的人一起睡，或床伴能讓她們感到舒適及安全，反而可以睡得更香甜。最近另一項研究也發現，女性跟寵物狗睡在一起，比跟人類床伴睡得還要好，後者反而更容易半夜吵醒她們。我自己就有類似經驗，每當 4 公斤重的麥森睡在我床上，牠像一個小小的肉桂捲蜷縮在我身旁，我都會睡得超好。

五、設計一套就寢固定流程。每晚上床睡覺前做一樣的事，一套固定流程讓身心為睡眠做好準備。如此一來，當你關掉大燈、到浴室洗臉並刷牙、開啟一盞小夜燈，最後爬上床，讀最愛的書，這些步驟就是在通知身心：睡覺時間到了。為了睡眠品質著想，睡前切忌大量飲食，否則將妨礙睡眠。此外，也要避免咖啡因、酒精或太晚運動，這些都會干擾你休息。

六、**運用 APP**。我在本月的挑戰改了遊戲規則,利用 APP 來記錄睡眠。它不僅助我準確記錄睡眠各項數據,也讓我更有毅力持續挑戰,激勵我加倍努力,並營造類似競賽的樂趣。因為啟用了睡眠 APP,我每天都想趕快上床睡覺,以便隔天驗收傲人成果,而手機顯示的好成績也會激勵我堅持下去。

APP 記載的精準數據也可讓你迅速一覽最近的睡眠習慣。根據柏克萊加州大學(University of California–Berkeley)及其他專家表示,美國人大多高估了自己的睡眠時數。網路上有許多免費睡眠 APP,當中還有實用的輔助功能,比如幫助入睡的引導式冥想,甚至也有床邊故事。根據科學研究,床邊故事也能誘發成人的睡意。不管你挑選哪一款應用程式,就寢前務必將手機設定為「勿擾」模式,除非你下載的 APP 會自動切換到「勿擾」。如果你忘了設定,整夜叮叮咚咚的提醒聲還是會把你吵醒。

七、**事情沒做完也不必內疚**。當你決定上床睡覺,水槽還有沒洗的碗盤、電腦裡還有沒回的郵件,或者還有什麼待辦事項沒做,就算全都暫時擱置,也不會有人因此心臟病發。雖然完成艱困的工作並事先為隔天早晨做好準備,會讓你就寢時倍感安心,但許多時候你就是不可能事事周全。這其實無妨,畢竟睡眠對你的健康來說位居第一優先,比起一塵不染的廚房重要多了。不要

忘了，一夜好眠能讓你隔天更有生產力和效率，這些雜務到時只是小意思，輕輕鬆鬆就能完成。

八、在時間與能力許可的狀況下顧及睡眠。不管你多麼努力，不可能一輩子每天都能完全掌控就寢時間。孩子會生病，工作會突然出現，家人難免有緊急事故，還有假日旅遊之類的特殊場合，這些全都會妨礙原本設定好的睡眠時間，這種情況很常見。若有一、兩次無法按部就班，不需要因此給自己龐大的壓力，不妨嘗試接受它，在這些時候盡力顧好睡眠品質，並下定決心，等到你可以完全掌控時，一定要繼續以睡眠為第一優先考量。否則，假使你連可以掌控時都睡眠不足，一旦出現突發狀況，你的睡眠模式恐怕需要數天甚至數週才能恢復原狀。

九、不要依賴非天然的助眠物。身為醫師，當病人預計出門旅行或最近壓力特別大時，針對這類短期需要，我會建議他們服用處方藥或成藥，以利入眠。但若長期依賴藥物，它雖有鎮靜效用，卻會讓你愈來愈難以自然入睡，導致你無法充分休息，進而降低睡眠品質。如果你有睡眠問題，不妨和醫生討論以其他方式解決，也可以考慮天然替代療法，像是補充褪黑激素；喝洋甘菊或薰衣草茶；服用含纈草根、鎂或甘氨酸的營養補充品。根據研

究顯示，這些都能幫助入睡。

十、還不夠累？不妨試試白天運動、增加生產力並曬太陽。
如果你總是很難入睡，說不定不是睡眠障礙引起，而是白天消耗
的精力或勞力不夠。研究顯示，運動是最有效的天然助眠神器，
如果你目前沒有運動習慣，不妨嘗試晨間或午後運動，一陣子後
若入睡困難仍沒有起色，再考慮採取其他解決方式。

　　還有一種情況令人晚上毫無睡意，那就是白天庸庸碌碌或生
產力低下。不妨嘗試接下責任更重大的工作、投入新計畫、上課、
培養新嗜好，或者和親友多多安排一些活動。沒有晒太陽也會導
致夜間毫無睡意，因此務必每天都要外出，最恰當的時間是早晨，
如此一來就能重新設定你的生理時鐘。

12

十二月 挑戰

笑一下

我的版本

將近一年來，我進行的挑戰絕大多數都很正經，目的是提升
健康及整體生活品質。當中有些很難（9 月減糖我說的就是你），
另一些賭注很大，像是不喝酒以降低乳癌風險，多喝水防止腎結
石，以及做有氧運動預防各種慢性病。前面十一個月的成就令我
歡欣雀躍，但我知道這樣並不完整，我的整體健康還有一個重要
層面沒有顧及。

到目前為止，我執行的各項挑戰都符合我的個性，我非常渴
望又熱愛那些計量型目標，我可以運用或得到各種統計數據。我
不是努力工作又盡情玩樂的人，我非常努力工作，但很少玩樂，

然而我並不以此為傲。舉個例子，就讀大學期間，我每週有三個晚上在紐約最熱門的酒吧擔任酒保。同齡的人都在這個專門用來享受的環境裡放鬆並找樂子，只有我忙著工作賺錢，無比認真。

從大學時代到現在年近半百，我依然很少尋歡作樂。身為醫師和科學家，我喜歡量化自己的行為，但歡樂這種事幾乎不可能量化，它不像工作 1 小時就能看到多少成果，也不像一整天在診間治療二十位病患那麼明確。

不只是個性使然，我選擇從事的行業本身也非常正經。身為醫師，工作時幾乎沒有犯傻或尋開心的餘地。我診治病患或審視病理檢驗報告時，都需要 120% 的專心，稍一不慎可是會害人丟掉性命。同樣道理也適用於《早安美國》的記者身分，數百萬民眾都在聆聽我提供的健康建議，我必須確保自己說出的字字句句沒有任何差錯。

雖然我生性嚴肅，也嚴肅看待自己的職業，但我試著不要用嚴肅目光看待自己。我認為人有自嘲能力很重要，否則你如何處理可能犯下的錯，如何應付沒來由的困境，又如何面對每個人都會遭遇的大大小小不幸事件？此外，如果你自己不能製造歡樂，還能仰賴誰帶給你歡樂？

近年來，我對於自己的過錯和不幸，以及隨之而來的缺陷和脆弱，都能坦然接受。前夫自殺身亡後，我領悟一個道理：人生

並不完美，但很真實。這樁悲劇令我想要擁抱真實人生和自我，接納自身所有不足之處。

現在，我告訴孩子和病患，人生苦短，人往往來不及學會接受真實的自己。如果你真心想愛自己及周遭的人，就必須誠心接納自己的過錯和缺陷，一如你熱烈擁抱自己的長處和成功。我喜歡每天為自己訂定高標準，但我認為，如果一個人無法原諒自己和他人，就不可能擁有真正的健康和快樂。若是他人無法原諒你，那麼他們也就沒有資格擁有你。要是你一直對自己和他人的過錯與缺陷耿耿於懷，終究會把自己消磨殆盡，賠上身體、心靈和情緒健康。

我雖然學會了自嘲，還是不太懂如何讓自己輕鬆愉快。我幾乎從沒犯傻過，這聽起來或許沒什麼大不了，但對我來說，這意味著我已失去孩子的寶貴能力，無法在生活中各種小事找出樂趣。在我看來，這可是頭等大事，我迫切想要改變。

因此，我決定 12 月進行這項挑戰：努力歡笑，重新發掘人與生俱來的童趣。有很多方法都能讓你在生活中添加輕鬆元素，比如上 YouTube 找個喜歡的趣味影片，多跟那些讓你開懷大笑的親友相處，或者觀賞喜劇。我自己挑了一個耍笨的場所，那就是衣櫥。我不是要你非得照做才能為生活製造笑料，只是想透過分享自己的故事讓你明白，世上有各種發掘輕鬆笑料的方法，能讓

我們更健康快樂。

我女兒克蘿伊一直都像男生一樣，她小時候比較愛打冰上曲棍球，不愛玩洋娃娃，對梳妝打扮或小女孩喜歡的事物一概沒興趣。4 歲那年，她在某個人的生日派對上獲贈閃亮的塑膠公主皇冠，但依她的個性，這類玩具自然不會受到多好的照料。不過，出人意料的是，皇冠最後居然出現在我的衣櫥裡，到現在我依然想不透為什麼會這樣。

我第一次在衣櫥裡發現皇冠時，認為這是一種「暗示」。從那天開始，當我心血來潮想逗孩子時，就會戴上它，有時候我甚至戴著這個笨玩意兒跟他們的朋友打招呼。我每次都笑得很開心，看看我這個成年婦女，戴著珠光寶氣的廉價玩具皇冠迎接孩子們，不外乎為了證明我是這個家的女王，孩子們踏進我的領土時，都得跟我說聲「嗨」。兒子和女兒也覺得好玩，他們會跟朋友打趣地說：現在有兩種選擇，看是要喊「珍」或「珍女王」都可以，至於「艾希頓醫師」這個稱呼則不列入考慮。

雖然孩子們都已長大離家，15 年來皇冠始終擺在我的衣櫥裡，從沒遺失或破損，好端端地和我上電視穿的套裝、訂製鞋、藍色牛仔褲、健身衣、手術袍和其他正經八百、成人專用的東西擺在一起。每次看到公主皇冠，我都會面露微笑。我每年都會戴個幾次，通常都是孩子們回家時，或是和好友或男友視訊時。

當我開始構思整個月的歡笑挑戰，腦海忽然浮現皇冠。我決定每天在不同時機和場合戴個幾分鐘，讓自己和其他人盡情歡笑。現在就開始要笨吧！

5 分鐘樂整天

本月的頭幾天異常忙碌，忙到我完全忘記挑戰。這種事怎麼可能會發生？我整年都在期待進行一場輕鬆愉快的挑戰，到目前為止這次是最容易的，不需要做棒式、有氧運動、督促自己喝或不喝、吃或不吃某個東西。難道生活真的如此緊張忙碌，我連戴上玩具皇冠笑鬧的短短 5 分鐘都沒有？我心想：*神哪，現在的我確實比以前更需要要笨。*

第四天，我把皇冠收進皮包，趕去上《早安美國》。抵達攝影棚後，我通常有 30 分鐘化妝時間，接著吹整頭髮。我坐在化妝間裡，頭上戴著公主皇冠，跟某個製作人聊天。我已經把本月挑戰的細節告訴她和其他製作人，以免嚇到他們。跟我聊天的這一位剛好也有兩個年齡不大的孩子，任何事都嚇不倒她。事實上，我戴著皇冠時，她一如往常冷靜和我談公事。一想到我戴著玩具皇冠正經八百地談論公事，畫面說有多滑稽就有多滑稽，我忍不住暗笑起來。

我和製作人談話時，白宮前任傳播主管暨國家廣播公司與《早安美國》主播喬治‧史蒂芬諾伯羅斯走來，目光朝正在交談的我們看過來。儘管我戴著玩具皇冠，喬治依然以一貫嚴肅正經的神情對我點頭道早安，並沒有先是一愣繼而受到驚嚇的樣子。我認為喬治一定暗想：節目開播在即，一向值得信賴的醫療記者居然戴著玩具皇冠。一想到此，我再也忍不住大笑出聲。我一邊拿下皇冠，一邊心想：哇，這玩意兒還真管用，我笑得很開心。喬治和我始終不曾談起這件事，但我認為他想必也暗笑了一會兒，或者至少暗自懷疑：這位同事究竟是怎麼了？

　　隔天，我戴著皇冠上診所查看病患的檢驗報告。除了一位職員，沒有人看到我。對方發現我穿著醫生專用白袍，頭上卻戴著閃亮耀眼的玩具皇冠，被我這副模樣逗得樂不可支。我一邊戴著皇冠，一邊打電話給幾位患者，請他們過來看驗血報告。通常我打這些電話時都覺得壓力好大，但這次大幅減輕了，戴著皇冠的效果出奇地好。當然，我在病患面前絕對不會戴玩具皇冠或任何搞笑物品，以免轉移他們對健康的注意力。我這麼做純粹只是減輕伴隨工作而來的擔憂，讓嚴肅的氣氛輕鬆一點。

　　本週最後 2 天，我在家裡戴著皇冠，和克蘿伊及男友視訊通話。他們早就看過這個玩具，因此並沒有受到驚嚇，但我還是笑個不停。其實我不需要也沒必要戴太久，畢竟跟我交談的人可能

會覺得這樣太輕浮。我只不過戴個幾分鐘，心情就輕鬆多了，彷彿迅速斷開了原本正經八百的人生。

本週進入尾聲，我不敢相信皇冠製造的效果，每次僅僅戴上 5 到 10 分鐘，之後我便覺得輕鬆許多，心情也更愉快，但並不是因為周遭的人見狀就會笑倒在地。同事和孩子被玩具皇冠逗樂了，我自己則單純因為戴著 1 美元玩具皇冠而高興。

為什麼一個廉價皇冠能讓我這麼快樂？我後來領悟到，戴上皇冠讓我暫時斷開生活的磨難。想想看，我們大多時候都在工作，或擔心錢不夠用，或忙著處理家務。一方面努力提升自己並增進各種關係，另一方面拚命做個好人還要拿出最好的表現。這一切使得人生宛如一份正經八百的三明治，你一直都是夾在當中的內餡，左邊的麵包片是義務，右邊的麵包片是責任。然而，一旦戴上皇冠，我就能暫時拆掉左右麵包片，在裡面稍微活動一下。戴上它時，我不會去想自己該做什麼，在那短短幾分鐘裡，我可以拋開義務與責任，甚至不管是否恰當，只專心地娛樂自己。只要戴著皇冠，壓力就會釋放，快樂隨即進駐。

本週結束時，我開始思考還有哪裡可以戴玩具皇冠。能不能當眾戴著？萬一這副模樣出現在大家面前，還被認出來，別人會不會以為我失心瘋？我決定開車前往紐澤西的診所或女兒的曲棍球比賽時戴著皇冠，儘管這個想法令我有點不自在。

第二週
不管身在何方或進行何事，都要設法找樂子

邁入第二週，我決定把皇冠從衣櫥拿出來，擺在顯眼的地方，進進出出都看得到它，看看接下來會發生什麼事。廚房中島似乎是最顯眼的位置，我將它擺在上面，希望透過頻繁進出廚房能增加戴上皇冠的機會。這個技巧奏效了，本週我不僅更常戴上它，每當經過廚房，看到這個閃亮的小玩意兒夾在廚具之間，我都會情不自禁露出笑容。

為了迎接本週，我一大早 5 點就戴上皇冠，讓它陪著我進行《早安美國》的準備工作。我飛快地泡咖啡並著裝，在某扇窗玻璃瞥見自己的倒影，不禁大笑出聲。看看我，一個成年女性，天還沒亮戴著一個玩具皇冠，為了全國聯播網醫療記者這份無比正經的工作做行前準備。我簡直要笑彎了腰，這輩子我應該不曾在一大清早就笑成這副德性。皇冠為生活注入了我需要的輕鬆，當天早上走進《早安美國》攝影棚時，我覺得心裡彷彿藏了祕密，很想對同事說悄悄話：如果你能看到半個鐘頭以前的我，一定會嚇到尿褲子！接下來幾個小時，我不停回想早上的情景，走起路來充滿活力。

隔天，我終於提起勇氣，在公開場合戴上皇冠，或者該說是半公開場合。開車前往紐澤西的診所途中，我戴上皇冠。一坐上

駕駛座，我就開始自顧自地傻笑起來。等一下若有人瞥見一個包著整齊頭巾的金髮女子，居然戴著小孩子的玩具皇冠開車，那種先是愣住繼而驚嚇的表情，一想到就讓我樂昏了頭。不料一路上根本沒人注意到這件事。人們難道就這麼按部就班？開車時真的全神貫注？還是生活太平淡乏味？想到這裡，我笑得更開心，因為我赫然發現開車時可以隨心所欲戴著皇冠，沒有人會注意到。

隔天，我直到晚間才戴上皇冠，當時已經在刷牙，準備上床睡覺。當我看見鏡中的自己，穿著可愛的格子圖案冬用法蘭絨睡衣，戴著珠光寶氣的皇冠，模樣實在滑稽。要是你只看到脖子以上的部分，一定會以為我身上穿著性感的晚禮服。然而，我這身穿著活像在拍里昂‧比恩（L.L.Bean）產品廣告，只不過頭上戴著小孩的皇冠。

幾天後，我戴著皇冠，牽著麥森散步。這並沒有聽起來那麼驚世駭俗，畢竟我們散步的地方在戶外私人露天平台，沒有人會看到。不過，一想到戴著皇冠進行日常事務，我不禁面露微笑。

週末，整整 2 天我都在家裡戴著皇冠。這時我已明瞭戴上皇冠時會有什麼反應，那就是幾乎每次都會開懷大笑。但就在這個週末，我開始好奇陌生人的反應又是如何，我看見他們的反應後會作何感想。也就是說，我必須真的鼓起勇氣，當眾戴上皇冠，而不是只在半隱密的車裡戴著它。想到我要頭頂著玩具皇冠走在

紐約大街上，不禁有點難為情，我不知道自己有沒有這麼大的膽子。萬一有人認出我該怎麼辦？

我把心裡的擔憂告訴克蘿伊，她說，換做是她進行這項挑戰，不管走到哪，她都會戴著皇冠，包括上健身房、咖啡廳、學校，甚至只是走在路上。我忽然覺得自己置身在蘇斯博士（Dr. Seuss，美國知名作家和畫家。作品中充滿奇特動物，為全世界最暢銷的兒童讀物作家之一）的作品中，我會不會戴著皇冠坐火車？淋雨？縮在箱子裡？和狐狸一起？現在僅僅想到皇冠都能讓我開心。

我也發現戴上皇冠後，哪怕只有短短幾分鐘，心情也會立刻振奮起來，單單在廚房看見它，我就會情不自禁露出笑容。但我只在心情平和或積極正面時戴它，要是情緒低落或「壓力山大」時戴還會有這麼好的效果嗎？我真能利用這頂皇冠減輕焦慮或度過難熬的時刻？也許我應該隨身攜帶它，就像我一直把運動用阻力帶放在身上或周遭，包括皮包裡、車裡、診所，以及外出旅行時。這樣一來，不管身在何方，我隨時都能找樂子，如同我隨時隨地都能拿出阻力帶健身。

有位朋友曾經送我一件上衣，上面印著一句話：「保持冷靜，交給珍妮佛來處理」，句子下方畫上一個皇冠。很多圖像都能傳達這種內在力量，包括女超人披風、矛、盾，或是一雙緊緊交握

的手。但我終於明白，皇冠圖最能引起我的共鳴，因為它就是我內在的真實寫照。我和女兒一樣，從小不愛那些繽紛閃耀的玩意兒、華美的服裝，或者戴著皇冠的公主扮相。我一點都不女孩子氣，只愛穿牛仔褲和緊身褲，頭髮綁成馬尾，只有上電視才化妝。這麼樸實的裝扮偏偏頭頂著一個皇冠，形成滑稽的反差效果，但不一定不真實，畢竟我戴上後往往覺得自己無所不能。

第三週
學會做自己最好的朋友

12 月第三週簡直忙翻了，節日前向來如此。我忙著看診、上《早安美國》、旅遊和從事假日瘋狂活動，根本沒有時間好好放鬆，但擺在廚房中島的皇冠不時提醒我勿忘本月重頭戲。此外，每次經過廚房看到它，都能讓我減輕一些壓力。

既然皇冠一直擺在那裡，我乾脆常常把它戴起來，在家裡走來走去。有兩個早上，即使我已經完成當天的戴皇冠流程，還是把它戴起來去泡咖啡，而且依然覺得妙趣橫生。我開始思索，是不是乾脆每天一起床就戴上皇冠，因為它能大幅提振我的心情，反正只需要把這個笨東西放在頭上 5 分鐘就可以了。

本週我也有兩個晚上一邊戴著皇冠，一邊進行《早安美國》的前置作業。這是完全不同的體驗，夜裡戴上皇冠，意外地令人

平靜，就在樂趣蹦出來的剎那，白天的壓力和忙碌一掃而空。我喜歡以輕鬆愉快、積極正面的心態結束這一天，我開始思考，該不該每晚都戴著皇冠，以便消除白天工作累積的焦慮。

週末，我前往夏威夷度假，當然，我非帶著皇冠不可。我甚至頭頂著它搭計程車前往機場，感覺自己就像影集《慾望城市》（*Sex in the City*）裡的凱莉，一邊看著紐約圍著自己打轉，一邊縱聲大笑。除了孩子們和計程車司機，沒有人看到我這副模樣，而且司機竟然沒有以怪異的眼神看我。反正我也不在乎，現在的我只想要自娛，別人有沒有發笑並不重要。

事實上，我發現這個月我幾乎都是獨自歡笑，這種情況很少見。人獨處時通常不會笑，每次開懷大笑幾乎都有別人在場，或是被什麼人給逗笑，舉凡跟朋友歡聚、讀有趣的書，或者觀賞喜劇節目或電影都是如此。不妨回想每次你笑到直不起腰時，我敢說你身旁一定有一個或一群朋友，不然就是在看電影或表演。

然而，進行歡笑挑戰期間，我都是獨自歡笑，而且發自內心地笑自己。有時候竊笑一下，有時候簡直是歇斯底里大笑。不管哪一種方式，我發現我漸漸成了自己最好的朋友。想要或需要時，我都能自我調侃，讓自己發笑。哪怕只是想到玩具皇冠，我也可以傻笑起來。總而言之，這意味著近 10 年我主動歡笑的次數加起來都沒有本月來得多。

到了週末，我還在思考要不要戴著皇冠出現在公共場合。有一次，我趕去國家廣播公司開會，出門前拿了皇冠，路上差點就戴上了。雖然我躍躍欲試，但我發現自己還沒準備好。我看過紐約馬拉松參賽者穿著鯊魚裝，到現在想起當時的畫面還會忍俊不住。但我也希望確保一件事：若真要在公共場合戴皇冠，必須在毫不勉強的情況下，我能夠自在地面對這件事，我才會戴上它。

第四週
開始以孩子的眼睛看世界

我和孩子們在夏威夷度過美好的一週，為今年畫上漂亮的句點。本月挑戰因此出現有趣的結果，我在飯店房間時，幾乎每天都戴著皇冠，但比起平日在全球最繁忙的大都會從事正經八百的工作，度假時戴上它沒有讓人捧腹的「笑」果。

在夏威夷度假期間，日子輕鬆悠閒，我根本不需要皇冠提供滑稽的放鬆效果。此外，夏威夷本來就讓我覺得自己宛如女王，彷彿置身雲端之上的天堂。在這裡戴上皇冠，只不過加強身為女王的感覺，沒有在紐約身兼醫師、記者和家長三種身分的反差效果。換句話說，來到夏威夷度假，皇冠搖身一變，成了恰當的頭飾，不再是讓人看起來活像精神失常的笨東西。

這個對比反而讓我更看重皇冠在現實生活裡的價值。如果這

個廉價的兒童玩具在度假期間看起來真實自然,在都市裡則滑稽好笑,那麼回家後我一定要更常戴它,為顯然需要幽默和笑料的生活增添幾許趣味。

過了幾天,我在飯店贈送的課程中用夏威夷蘭花做了一個頭飾。我戴上精緻的蘭花冠時,立刻想到樓上房間的塑膠皇冠。二者的差別多麼大!戴上新的蘭花冠,我感覺自己宛如貨真價實的海島女王;而戴上閃亮的塑膠皇冠時,我覺得自己就像愛嬉鬧的公主,心裡藏著滑稽的祕密。兩件頭飾各有地位也各司其職,我深深體認到,它們讓我學會愛自己,也給了我慰藉,每個人(包括我在內)都會因這寶貴的贈與而獲益匪淺。

我一整週都在思索,自己到底有沒有勇氣在公共場合戴上皇冠。我帶著孩子來外地度假,他們紛紛鼓勵我戴上皇冠外出。但我就是辦不到,我這才領悟,原來這是一條我跨不過去的界線,要不是執行這項挑戰,我永遠也不會發現自己在這方面的底線。我很高興有機會深入了解自己的舒適圈在哪裡。

不在大庭廣眾下戴皇冠,這個決定並沒有減少它帶來的益處。其實,我從上週便發現,自己比以前更容易發笑,不僅是戴著皇冠時,在任何場合及任何情況下都是如此。在夏威夷這段期間,身邊只有孩子,沒有同儕可以分享一些成人專屬的幽默,但皇冠依然為我開啟了歡笑的康莊大道,讓我更能享受自娛的樂

趣。歡笑跟其他行為一樣，有時候會被制約，也就是說你愈能大笑就愈常大笑。

戴上皇冠還有另一種神奇功效，它讓我活在當下。我在夏威夷期間，發現自己更加投入每個活動，這是以前幾乎不曾有過的情形。頭上頂了 4 週的玩具皇冠後，我不得不踏出成人的範疇，不再去想接下來要做什麼，該為節目進行什麼前置作業，有哪個病患或個人問題需要我關注，又有哪件家務需要我去完成。戴上皇冠，我滿心只想著頭頂上這個笨玩意兒，還有戴著它能做或打算做什麼。我幾乎每天都戴這頂皇冠，現在它成了日常生活的一環，即便有時候沒戴，我也依然更專注地活在當下。

本週和本月最深的領悟或許來自在夏威夷騎馬。我坐在馬背上，跟牧人聊起迪士尼樂園，迪士尼也是美國廣播公司新聞網的母公司。牧人說他從未去過這座樂園，而我第一次造訪則是長大成人後。我告訴他，那次初訪讓我有所體認：迪士尼樂園比較適合大人，因為小孩不需要迪士尼鼓吹，自然就能在生活中找到歡樂和笑聲，大多數小孩在家就有這種本領，不管是用毛毯打造簡單的堡壘、在後院樹屋玩耍，還是到附近的運動場遊玩，他們時時刻刻都在歡笑。但身為成人的我們已經失去開創歡樂和笑聲的能力，因此去迪士尼玩就變得很重要，可以幫助這群已經長大的「孩子」重新發掘內在的歡樂。

聊著聊著，我頓時恍然大悟：皇冠和多年前的迪士尼有一樣的功效，戴上皇冠，我開始以孩子的眼睛看世界，目光所到之處都有更多歡樂和笑聲。我從未料到這次挑戰有這麼深遠的影響，我驟然領悟：這是多年來我所學到最寶貴的一課。生活中少了歡樂和笑聲，還有誰會快樂或健康？好不容易透過各種挑戰，努力保住了生命力和活力，如果你無法細細品味它的美好，又怎能算是擁有健康的身心？

歡笑的科學根據

有句諺語想必你聽過很多遍：歡笑是最佳良藥。事實上，這句話是有科學根據的。1960 年代開始，醫界進行廣泛研究，發現幽默能預防甚至治療疾病。科學家發現，大笑一陣對我們的整體生理、心理和情緒健康好處多多。你可能早就知道，笑可以減輕壓力，但出乎意料的是，它還可以降低焦慮和緊張。學會時常歡笑，你就能獲得多種不可思議的益處。

▍歡笑是對抗壓力最快最有效的方法

幽默能令你立刻快樂起來，讓你暫時忘卻工作、財務困境和各種私人問題，但歡笑和喜樂的功效不僅僅暫時舒壓而已。腎上

腺素和壓力荷爾蒙皮質醇幾乎和所有健康問題有關，包括體重增加、皮膚老化、糖尿病、阿茲海默症、癌症和心臟病等等。研究顯示，笑能降低二者的濃度。事實上，笑可以大幅減輕壓力，根據研究，即使是期待一場大笑都能降低皮質醇的濃度。

歡笑不僅遏止有害物質增生，它也會刺激身體製造更多有益的化學物質，包括內啡肽。運動也能促進內啡肽分泌，這種化學物質可讓你在大汗淋漓的運動後，心情變得更為寧靜祥和。此外，幽默也會刺激大腦分泌更多多巴胺，這種化學物質讓人感受到強烈的喜悅，糖、酒精、毒品和其他已知可供舒壓的物質也有相同功效，但只有歡笑沒有任何危害身體的副作用。

人開懷歡笑時，身體會得到舒壓效果。笑幫助我們放鬆肌肉、降低血壓，並增加氧的吸納量。基於這些原因，根據《休閒研究雜誌》（*Journal of Leisure Research*）2003 年刊登的科學報告，以一群大學生為研究對象，發現幽默可以減輕焦慮，效果甚至比運動還要好。

▌經常歡笑可以減輕疼痛並較快痊癒

若要讓人忘卻疼痛，喜劇可以說是世間最古老的一種方法。正因如此，許多醫生在為病人開刀麻醉前都會刻意說說笑笑。其實，這個舊式的方法有科學根據。當你歡笑和運動時，內啡肽在

體內勃發，它有大幅減輕疼痛的功效。《應用社會心理學雜誌》（*Journal of Applied Social Psychology*）於 1996 年刊登研究報告，指出醫院患者觀賞喜劇電影後，需要的止痛藥劑量比看其他節目的患者還要低。《皇家學會報告》（*Proceedings of the Royal Society*）於 2011 年刊登研究報告，指出人們大笑時比起不笑時能忍受更久冰水造成的不適。即使幽默的過程已經結束，這種忍痛能力還可以持續 20 分鐘。美國癌症治療中心（Cancer Treatment Centers of America）也建議，為遭受慢性病所苦的患者提供歡笑治療，有效緩和疼痛。

▌ 歡笑燃燒熱量、緊實腹肌，讓你更苗條

　　不妨把歡笑當作短暫的有氧運動，根據研究顯示，笑不但能幫助你的身體燃燒熱量，還能緊實腹肌、促進血液循環、增加血氧量、降低血壓與低密度膽固醇，甚至讓心血管更強健。史丹福大學研究人員指出，一天歡笑一百次相當於身體和腦部進行 10 分鐘有氧運動。但你不能把看喜劇當作上健身房的替代品，有氧運動依然具有獨一無二的神奇效應，不過為生活添加一些幽默能讓你保持健康苗條。歡笑暫時促進新陳代謝，雖然無法抵消一整盤餅乾的熱量，但 10 分鐘的咯咯笑和大笑還是可以燃燒 50 卡。

歡笑讓你長壽又健康

研究顯示，歡笑對免疫系統有奇效，它能促進免疫細胞活動，讓抗體對抗感染。最特別的是，根據研究顯示，觀賞喜劇可促進身體增生 T 細胞（免疫系統最重要的抗病細胞，專門消滅所有形態的病原體）與自然殺手細胞，它們會攻擊病毒和腫瘤細胞。研究人員也發現，歡笑可以讓身體製造更多免疫球蛋白 A，這種抗體會幫助守護上呼吸道組織。此外，幽默的舒壓與振奮心情功效讓免疫系統加倍運作，以抵擋焦慮、緊張、憤怒、抑鬱和各種不快樂，根據研究顯示，以上這些負面情緒都會導致疾病。

把歡笑當作紓解鬱悶、振奮心情的療法

你可能已經知道，幽默令人快樂（至少會持續一下），但歡笑對心情的影響更為強力，不僅僅限於短暫的歡樂。多項研究顯示，常常歡笑不但減輕整體焦慮、憤怒、悲傷和其他負面情緒，也會提升自尊、自信、與他人的連結和生活樂趣，大笑只要幾秒鐘，效果卻能持久。事實上，梅奧醫院的專家指出，歡笑對於振奮心情有奇效，可用來預防甚至治療抑鬱。

神奇的還在後面。歡笑可促進心理健康，最有趣的部分或許是紓解鬱悶。大笑的人會暫時放鬆心理壓抑，平常深藏的情緒就會浮現，這就是為什麼有些人大笑一陣後，反而覺得傷心。

▍歡笑讓你更可愛、成功及迷人

常常歡笑不僅對健康有益，也可以增進你與同事、情人和他人的關係。別人因你說的話而開懷大笑，或者你對別人說的笑話發笑，不管是單一對象或一群人，你們之間都將產生連結，激發心意相通而和睦的感受。研究也顯示，人通常更喜歡和兩種人在一起，一種是令我們發笑的人，另一種因我們說的笑話而開懷大笑的人。

基於上述原因，幽默不僅讓你更可愛，還可增進職場的人際關係。據說歡笑是打破僵局的有效利器，也是促進互助合作的好工具，研究顯示，幽默能增進工作產能、創意和員工之間的士氣，還能提升彼此的信任。

歡笑甚至能讓你變得更迷人，這個道理在身心兩方面都適用。研究顯示，那些常常歡笑或言行讓他們發笑的陌生人，比沒有幽默感的人看起來更迷人。心理學家也表示，歡笑可以協助伴侶修補裂痕，締造更成功、長久的戀情和婚姻。

▍歡笑增進記憶力，讓你更聰明

你或許認為，一陣傻笑這種簡單的事不可能提升大腦運作，但數個有趣的研究都證實了這個出人意料的結果。羅馬琳達大學（Loma Linda University）於 2014 年進行研究，發現幽默能提升

記憶力、學習力和眼力，部分原因是歡笑抑制了傷害腦細胞的皮質醇。2010 年，西安大略大學（University of Western Ontario）的研究人員發現，讓觀眾觀賞趣味電視廣告，比起給他們看新聞報導或實境秀，在後續的認知測驗中獲得的成績較好。不只如此，幽默也被證實可以活化大腦創意區和解決問題區。

你可以這樣做

當今世界出現數十年來從未有過的局面，各國之間敵意日漸加深，劍拔弩張的情勢節節升高，分裂局勢也愈演愈烈。我認為，此刻的人類比起以往更需要歡笑。不過，你不必像我一樣動不動戴著笨皇冠，只要按照自己的方式，努力將更多笑聲融入生活中，你的心靈和情緒甚至生理依然能獲得不可思議的益處。以下是十個祕訣，助你以專屬的方式進行本月歡笑挑戰，為生活帶來更多樂趣和笑聲，讓你更加健康快樂。

一、在日常生活中開發歡笑契機。本月挑戰的目標是儘可能多歡笑，不論何時何地，也不管用什麼方式。開始挑戰前，先花些時間想一想，什麼會令你發笑，以及如何讓輕鬆幽默融入日常生活中。你不一定非得戴上笨皇冠、披上披風，或者弄些搞笑的

東西來穿戴才能成功達標。可以考慮讀一讀早報上的漫畫、觀賞喜劇電影或電視節目，或者上網定期追蹤喜劇演員的影片。也可以找一個晚上買票觀賞單人脫口秀、追蹤幾個會令你發笑的推特或 IG 帳號，甚至上網或實際參與歡笑冥想或瑜珈課程。總之，這是你發掘幽默感的好時機。

二、若你願意，找一個能觸發歡笑的物品。如果你真的願意仿效我的做法，以實體物品幫助你打造更多歡笑時刻，這樣做絕對不會阻礙你的進展。如果家裡有小孩，不妨去他們的玩具箱或遊戲室挖寶，看是要挑傻氣的短裙、超大玩具槍，或者滑稽的動物玩偶，只要是能讓你看到就發笑的東西都可以。如果你沒有小孩，不妨走一趟附近的 30 元商店，或找找去年萬聖節化妝派對穿的道具服，看有沒有會令你發笑的披風、面具、廉價珠寶、眼鏡、假鼻子、頭飾或其他道具。不要擔心你找來的觸發歡笑物品不會令你縱聲大笑，只要看到它讓你覺得心情舒暢，就是個稱職的工具。現在就把它擺在醒目之處，儘可能多多利用它。

三、忘掉規則，也不要計較每天笑幾次。本月的目標是常常歡笑，不是逼迫自己去做不喜歡的事。不要管你每天笑了多少次或多久笑一次，也不要去想你的挑戰到底成不成功。只要每天提

醒自己把輕鬆和樂趣融入生活中，你就已經向著成功邁進。

四、壓力大、悲傷、憤怒或陷入困境時，不妨求助於歡笑。我發現本月皇冠發揮最強功效，讓我捧腹大笑，都是在我壓力大、正經八百或從事不好玩的活動或任務當下，比如上班前的準備工作，或是遛狗。心情低落、全神貫注或僅僅是應付「真實生活」時，讓自己大笑出聲最能振奮心情，對生理和情緒來說好處多多。不妨看一齣喜劇電影、瀏覽富於喜感的 IG 帳號，或是挑一本你用來應付心情低落或壓力大的書，讓自己開懷歡笑。

五、嘗試逗別人笑。在這個歡笑來由，對我來說，帶給我最大樂趣和滿足感的莫過於利用皇冠逗孩子、朋友和同事發笑。在進行挑戰期間，不妨和能讓你發笑或你喜歡逗對方笑的親友歡聚，跟他們說說笑話、玩遊戲，或觀賞喜愛的喜劇電影或節目。

六、記住：你正在做的事對健康至關重大。如果你是 A 型人格、目標導向或認真嚴肅的人，對於本月這種無法計量的挑戰可能會不習慣。大多數人都明白不喝酒、多走路或抽空進行有氧運動能帶來立即的好處，但嘗試多多歡笑無法量化，進度和成果也無法計算。儘管如此，根據研究顯示，歡笑對整體生理和情緒健

康至關重大。那些抗拒歡笑挑戰的正經人士，若能連續一個月把輕鬆歡樂融入生活中，獲得的益處反而最多。

七、跟小孩玩在一起。小孩子天生就有製造驚奇的本領，沒有什麼比跟他們在一起更能讓你歡笑連連。如果你有小孩，不妨多花些時間，陪孩子待在他們喜愛的場所，比如遊樂場、派對或遊樂園。如果你沒有小孩，可以和朋友前往遊樂園、參加當地遊行、上兒童劇院觀賞表演，或參加一些專為兒童設計的活動，這些都能幫助你重新發掘內在的小孩和喜樂的感受。

八、多多微笑。人微笑時會活化腦部振奮心情的化學物質，讓身心放鬆並大方接受更多歡笑和輕鬆時刻。不妨嘗試以微笑展開新的一天，用笑容面對跟你接觸的每個人，包括陌生人、同事和家人。這樣一來，你在別人眼中會顯得更迷人且真誠，還能讓別人也跟著放鬆下來，產生好心情的連鎖效應，你和周遭的人都將經歷美好而振奮的一天。

九、允許自己耍笨。在本月的歡笑挑戰中，我最認可的一招就是特別安排耍笨時間，我不但完全可以接受，甚至獲益良多，哪怕生活被正經嚴肅包圍也一樣（或許這種時候特別需要耍笨）。

給自己空間和時間耍笨，藉以打造自信，多愛自己一點，這樣一來，你的心理和情緒就有更大的空間迎接更多歡笑和輕鬆進駐。

十、保持正面心態，不要把問題放大。在「壓力山大」時保持正面心態，不僅對提升整體健康大有幫助，還能讓你從內到外更健康快樂。只要是人都會面臨各種問題，但它能讓你正確看待問題，不逃避閃躲。只要你不是行將就木或正在接受難熬的癌症療程，你都可以也一定會越過難關，只要你保持正面積極心態，不要放大個人、工作或財務上的困境，你就可以關關難過關關過，還能保持健康快樂。

畢竟人就只活這麼一次。我建議你設法讓自己過得更輕鬆快樂，讓更多笑聲充滿你的人生。

將挑戰化為真正的改變

　　細數我在 2018 年進行的每項挑戰，除了有特定目標外，也透過有意義而可行的方式徹底扭轉健康和幸福。我這輩子從不曾這麼熱中於自我挑戰，然而，我希望透過每個月的任務學會將挑戰融入生活，讓它不再是單單進行 30 天的暫時性目標，而是在可預見的未來成為良好生活習慣。

　　以前，我不曾達成任何跟健康有關的挑戰。1 月初我的想法很單純，只不過是 30 天滴酒不沾，如此而已。但到了一月底，我對自己的變化感到不可思議，能力也大幅提升，於是從 1 個月變成兩個月，兩個月變成三個月，直到今天，我依然仔細記錄飲酒量，在廚房的日曆確實寫下喝了幾份酒，並確保自己絕對不會超過每週七份。

　　同樣的情況也出現在每個挑戰結束後。每個月我鞭策自己培養一個習慣，利用這段時間充分體驗它帶來的益處，並學習以最佳方式將它融入日常行程，成為生活中不可或缺的一部分。因此，每到月底，我完全明白這個習慣為何如此重要，也充分了解該如

何在往後的每個月裡將它在每天和每週的行程中付諸實行。

現在，我已完成一整年挑戰，也有過多次成功經驗，將大部分挑戰融入一天行程中，例如早上起床先進行冥想，接下來做伏地挺身和棒式，然後淋浴，出門前不忘拿起水瓶補充水分，午餐為了多吃蔬菜捨棄烤牛肉，記得查看計步器，下班後去上動感飛輪課，來一場痛快的有氧運動。整個流程已經變成下意識的動作，很有系統地一個接著一個，不需要我特別留意，我也不覺得勉強。我覺得自己有點像是競賽節目的參賽者，任何時候都能轉動輪盤，在十二項挑戰中隨便挑一個出來，看看我當天是否達成了，或者我是否願意為了身心和情緒健康著想而乖乖做完。

把所有挑戰結合起來，讓我覺得自己對健康擁有前所未見的掌控權。以前，我常窮操心，不知該不該把能令我身心舒暢、整體健康不可或缺的好習慣融入日常生活中，就算想要執行也不清楚該怎麼做。但現在，每當我想要進行這些活動，都能輕輕鬆鬆無縫接軌，既不會擾亂原本的步調，也不需要拚命鞭策自己才有動力。

如果你效法我實施一整年提升健康挑戰，我保證你也能輕鬆學會如何將它們化為一輩子的生活習慣，就算不能全部，至少也會有一部分。我鼓勵你考慮每個月進行一項自我實驗，給自己一個探索自我的機會，學習在未來的每一天裡做最好的自己。當你

完成一整年挑戰，將你對自己的新發現與以下十二項祕訣結合起來，你能夠也一定會將每個挑戰化為一輩子的改變。

一、利用日曆記錄飲酒量、有氧運動、冥想、步行數與其他習慣，這些數字將成為你持續下去的動力。這個簡單的技巧幫助我撐過多項挑戰，尤其是不喝酒、有氧運動和冥想。我的做法如下：把大型舊式月曆掛在家中最顯眼之處，也就是廚房，然後寫下每週飲酒量、實際冥想的日子，以及從事有氧運動的類型與時間。這樣一來，我就能迅速統計自己喝了多少酒、做了哪些運動、運動的總時數，以及距離上次晨間冥想已過了幾天。在醒目的地方記錄自己的行為，讓我每天不忘進行這些活動，由於怕看到日曆上空白一片，我會更加留意保持這些習慣。

為什麼不用手機的日曆 APP ？如果是用它來記錄，你還要記得打開來看，這樣也就失去主動提醒的功能，自然無法激發動力。對著小螢幕輸入飲酒量或其他表現，遠遠比不上用螢光筆在大日曆上寫字或劃掉某一天的那種「爽度」，何況我每次進出廚房就看不到了。

二、早上起來立刻進行。去年一整年，我一再發現一個真理：早上起來立刻進行某事，不管是棒式和伏地挺身、冥想、伸展操、有氧運動，或者在飯店跑步機上快走，保證可以順利達標。早上

從事有益健康的習慣，意味著無須擔心當天異常忙碌、親友間忽然有要事待辦，或者純粹因為忙了一天後壓力太大或提不起勁，懶得去想還要執行某某習慣。反正我一大早就做完該做的挑戰，一整天都覺得強壯、健康又快樂。這不單是個人偏好，眾多研究顯示，一早就進行運動、冥想或有益健康活動的人，比起那些下午或晚上才做的人，更有可能保持這些良好習慣，並且更常去做。

三、把鬧鐘設定提早 30 至 45 分鐘響。我在冥想挑戰期間，發現提早 30 至 45 分鐘起床，就能讓原本整天心煩意亂、焦慮又恍神的我搖身一變，以正面而集中的活力迎接新的一天。從此，我自然知道何時起床才是最明智的抉擇！

把鬧鐘定早一點不只是為了冥想，如果你抽不出空做伸展操、運動、棒式和伏地挺身、繞著街區步行，或是進行任何能讓你健康快樂的活動，我建議你每天提早 30 至 1 小時起床。除了我的片面之詞，還有大量科學研究證實，較早起床活動的人比起那些晚上才嘗試活動的人更積極主動、產能高、堅持不懈，甚至較容易成功及快樂。多項針對頂尖成功人士的研究指出，他們幾乎都很早起床，並不是因為有這個必要，而是他們深知早起可以做些有益的事，讓他們的人生和事業更繁榮昌盛。

四、把運動之類的健康習慣視為和刷牙一樣的必要活動。我告訴病患，把運動當成刷牙，這是每天為了維護健康必做的事，沒有商量的餘地，非做不可。同樣的道理也適用於多喝水、充足睡眠和多吃蔬菜等有益健康的習慣，它們應該和洗澡或穿衣服一樣重要。你沒有洗澡並適當地穿著打扮，絕對不會離開家門前往公司上班，同樣的道理，任何人每天都該動動身體、喝足夠的水、睡眠充足，並多吃維繫生命的蔬菜。不過，人難免遇到特別忙碌的日子，這時你可能無法運動、睡滿 8 小時，或者吃花椰菜或菠菜，無論如何，還是要把這些習慣當作生活中必要的步驟，以確保你會盡量努力去做，讓它們成為你每週的例行公事。

　　五、告訴自己，只要做 1 下伏地挺身、走 50 步或做 5 分鐘有氧運動。以前我會這麼想：要是抽不出 1 小時，我就乾脆不上健身房了。但就在去年我學會一個道理：只需要 20 分鐘，你就能充分運動全身。我還知道哪怕只是運動 5 分鐘都比沒做好。

　　不管是抽不出空或提不起勁運動，只需要嘗試在跑步機上跑個 5 分鐘，或騎 5 分鐘腳踏車，都能為你帶來很大的好處，還能轉換心情，激勵你運動久一點。同樣的，如果你不想做伏地挺身與棒式，不妨告訴自己，做 1 下伏地挺身就好，棒式撐個 10 秒就結束。再次強調，有做總比沒做強，一旦趴下去開始做，你可

能會發現自己想多做幾下伏地挺身。相同的道理也適用於步行或任何體能活動，當你沒空或沒動力，先設定一個很低的目標，這是讓自己動起來並持續活動最簡便有效的方法。

六、當你少吃或完全不吃某種食物，一定要找到令你驚豔的替代品。在少肉多蔬果與減糖挑戰期間，我學會要找到好吃的替代品，以免我一直想著紅肉或甜食。舉例說明，我不碰紅肉後，找到撒上奶油起司的煙燻鮭魚，還有「每日豐收」的微波食品，大幅減少我懷念紅肉的頻率。同樣的，如果每次傅雅克·托雷斯的餅乾忽然出現在眼前，我手邊有預備草莓佐巴莎米克醋，那麼減糖挑戰會更為成功。此外，你對於不得不少吃的食物有多麼熱愛，就要找到同樣熱愛的代替品，這個過程其實也相當有趣。只要記住：每天把注意力擺在隨手可得、合乎預算並且深受你喜愛的替代品。舉例說明，如果你不喜歡吃煙燻鮭魚或花椰菜泡菜，強迫自己把這些東西吞下肚，恐怕只會讓你更加覺得被剝奪，挑戰也會宣告失敗。

七、在冰箱、車內或辦公室擺放可重複使用的水瓶。美國人多半都有長期缺水的狀況，而且不知道問題出在哪！以下推薦的祕訣簡單又容易執行，對你的整體健康卻有深遠影響。我到現在

都保持在冰箱放入至少兩瓶水的習慣，每當我打開冰箱，它們就在那裡盯著我，隨時等我抓起一瓶，讓我在家到處遊走時仍不忘補充水分。比起倒上一杯開水，喝瓶裝水讓你可以計算自己喝了多少，還能激勵你喝光一整瓶，大幅提升飲水量。

八、利用 APP 記錄步行數、睡眠時數、糖攝取量、飲水量或冥想時間。 下載智慧手機的 APP 以記錄睡眠時間和步行數，這是我在進行這兩項挑戰時的另一種「玩法」，它提供我需要的真實數據和強烈動力，助我將這些挑戰化為真正的改變。對我來說，以應用程式記錄挑戰有兩大益處：（一）它能提供我們需要的即時資訊，讓我們立即修正行為模式以達標；（二）當我們看到不滿意的數據，就會提醒自己更加努力；若看到漂亮的成績，心情大好之餘，也會激勵我們繼續保持下去。

九、不要當低頭族，每天抽空享受無手機干擾的自由時間，訊息可以等等再回覆。 謹慎使用 3C 並不容易，但我發現只要遵照某些社交基本禮儀，剛好可以有效規範使用手機或電腦。最重要的一點就是：不要再當低頭族，或者在社交場合中不要忙著滑手機，冷落了你身旁的親友。當你和人相聚卻只顧滑手機，這種行為不僅失禮，也會破壞人際關係。

第二，每個人都應該每天享受無 3C 干擾的時光，哪怕只有幾分鐘也好。有鑑於此，每當我在外步行，都會把手機收進皮包。這麼做不但讓我有了寶貴的心靈沈澱時刻，走起路來也格外安全。如果你對收起手機專心步行不感興趣，或者這個做法不適合你，可以考慮把臥室劃為無手機區，根據研究顯示，這樣可以讓你睡得更好。

最後，我在挑戰中明白一個道理：每次收到新訊息時，沒有必要每一則都立即回覆。某人在某個特定時刻傳訊息給我，並不代表對方非得要立刻看到回覆不可。以往我總是下意識地立刻回答，或者匆匆忙忙輸入回應，哪怕正在忙別的事。現在我終於明白，稍待一會兒再回覆，不但能增進溝通品質，也顯得更加尊重發訊息的人。

十、把糖當毒品看待，採取不容妥協的策略。我在不停失敗的減糖挑戰期間領悟一個道理：要是沒有鋼鐵般的自制力，我對甜食毫無招架之力，完全做不到淺嚐即止。不管你是否明白，你也會和我一樣，根據研究，糖對身體和大腦的作用機制如同毒品，它會觸發上癮的循環模式：一開始讓你興奮，過後心情跌落谷底，你開始強烈渴望它，並出現戒斷症候群。那種強烈的欲望令你難以抵擋。簡而言之，糖吃得愈多，會讓你愈想吃它。雖然少數人

面對甜食有本事謹守最多三口的策略，一般人最好還是不碰加工甜食與點心為妙，特殊場合則可以破例。記住，本文提到的糖都是指食品裡的人工添加糖。

十一、把東西擺在醒目之處，幫助你保持良好習慣。我的衣櫥裡有一大堆衣服、包包和飾品，隨著季節和造型需要輪流替換。但有個東西一直擺在原位，那就是亮橘色瑜珈滾輪，我特別把它放在衣櫃裡，為的是提醒自己做伸展操。每次看到它，我就想起做伸展操的美好感受，於是我天天都會把它拿出來做操。玩具皇冠也是一樣，我到現在還是把它擺在廚房流理臺或臥室。只要看到它，我就會情不自禁露出笑容，這個好處無論何時都很受用。當我想要或需要振奮心情時，就會立刻戴上它自娛一番。

十二、永遠不要忘記保持歡笑。當你一路隨著我追求身心健康，希望你有所領悟：不管何時何地或做任何事，你都能樂在其中，找出生命中的喜樂並創造奇蹟。幸福快樂是整體健康的最大希望與最佳良藥，它是由內在生成，並非來自於金錢、人際關係或成功事業等外物。身體是奇妙的機器，你要日復一日欣賞它的貢獻，並感激自己為了保持健康所做的努力，哪怕你可能還在奮鬥。而奮鬥也是喜樂的來源，我向你保證，當你這麼努力，生活

中一定充滿喜樂，更重要的是，你的內心也會感到喜樂。不妨每天花些時間找尋喜樂，讓自己樂在其中，這是我為健康開立的處方，就在我終於開始按照俗話說的「醫生，醫治別人前請先治好自己」去做，我才學到了這帖良藥。

謝詞

　　本書問世都要歸功於麗莎・薩奇（Lisa Sharkey）和她的哈潑柯林斯（HarperCollins）傑出團隊。麗莎曾擔任美國廣播公司新聞網製作人，當我宣佈展開 1 月的不喝酒挑戰時，在《早安美國》的觀眾群中，她是最先響應的一位。從挑戰第一天開始，麥特・哈潑（Matt Harper）和哈潑柯林斯全體職員便在期待中共襄盛舉。

　　我致力於提升心理、生理、營養和社會健康，引起了社會大眾的興趣，美國廣播公司新聞網的同事認可我的努力，不僅參與每個月的挑戰，也全力支持本書，唯有全世界最強的媒體才有這等雙重本領。感謝麥克・寇恩（Michael Corn）、西蒙・斯溫克（Simone Swink）、羅珊娜・舍伍德（Roxanna Sherwood）、摩根・薩金（Morgan Zalkin）、亞博托・奧索（Alberto Orso）、珊卓拉・艾肯（Sandra Aiken）、葛瑞格・杜法洛（Greg Tufaro）、瑪格麗特・佩格勒（Margaret Pergler），以及《早安美國》全體工作人員。感謝永遠支持健康挑戰的羅賓・羅伯茲，也感謝從多喝水到冥想挑戰始終樂於傾聽的喬治・史蒂芬諾伯羅斯、麥可・

史特拉罕（Michael Strahan）、大衛‧摩爾（David Muir）、丹‧哈里斯（Dan Harris）、賽西莉亞‧韋嘉（Cecilia Vega）、麗蓓嘉‧賈韋斯（Rebecca Jarvis）、金婕‧紀（Ginger Zee）、紀歐‧貝尼特茲（Gio Benitez）和艾娃‧皮爾葛林姆（Eva Pilgrim）。我有幸在美國廣播公司與最優秀的新聞界主管共事，他們是詹姆斯‧戈登斯頓（James Goldston）、芭芭拉‧費迪達（Barbara Fedida）、凱立‧史密斯（Kerry Smith）、特倫斯‧努南（Terence Noonan）、黛博拉‧歐康諾（Debra O'Connell），以及茱莉‧湯蓀（Julie Townsend）及其傑出的通訊團隊。此外，《早安美國》的廣播和數位部門從一開始就大力支持本書。

感謝美國廣播公司新聞網醫藥新聞小組組長艾瑞克‧史特勞斯（Eric Strauss），他是獨一無二的好夥伴，總是協助我為數百萬人播報醫藥、營養和健康新聞。身為資深製作人的艾瑞克為本書所作的貢獻彌足珍貴，「謝謝你」這三個字只能聊表心意。

感謝亞博藍斯經紀公司（Abrams Artists Agency）的經紀人艾雷克‧杉克曼（Alec Shankman）與馬克‧透納（Mark Turner），以及我的文學經紀人暨時事評論家海蒂‧克拉普（Heidi Krupp）。診所工作人員海姬雅‧吉內柯洛基（Hygeia Gynecology）、行政主管卡洛兒‧基特曼（Carole Gittleman）、助理艾娜‧奧利韋拉（Ana Olivera）以及所有患者，她們總是熱

切期盼參與我的健康挑戰。你們給了我莫大的支持和鼓勵，為每一次的實驗增添許多趣味，感謝這群職場好姊妹。

本書能夠順利問世，還要歸功於共同作者莎拉‧托蘭（Sarah Toland）的生花妙筆。從我們第一通電話開始，莎拉就已經「掌握個中要訣」。她也是個熱烈追求健康的人，除了提供相關經驗，對於長達一年的自我照顧也有旺盛的求知慾。莎拉，妳是最棒的，謝謝妳督促我如期完成本書，也幫助我將各種經驗和想法化為文字。我們倆常常一邊各自開著車，一邊通電話討論這本書的細節，今後每當想起這些長時間的溝通，我都會忍不住笑起來，我們簡直把「三頭六臂」發揮到了極致！

感謝在各方面照顧我的人：麗莎‧海耶斯（Lisa Hayes）；蒂安娜‧藍卓（Deanna Landro）；朵拉‧史邁格勒（Dora Smagler）；羅傑‧莫利納和他的吸引力沙龍全體人員；傑佛瑞‧拉帕波特（Jeffrey Rapaport）醫師；美國廣播公司新聞網所有造型師和化妝師；我的健身教練暨 PRX 健身房老闆克里夫‧藍道爾；動感飛輪課；還有露露檸檬（Lululemon）、APL 帆布鞋、紐約潔淨市場（Clean Market NYC）與梅西迪俱樂部（Mercedes Club）健身中心的朋友們。感謝鮑伯‧羅斯教我超覺靜坐，並為我示範冥想對心靈的幫助。

最後，感謝我的家人，每當我歡欣鼓舞地宣佈即將進行新的

健康挑戰或自我照顧，他們總是默默忍受我的偏執。有時候他們甚至會共襄盛舉！感謝梅莫特・奧茲（Mehmet Oz）醫師與麗莎・奧茲（Lisa Oz）夫婦近 25 年的愛與友誼，在打造健康習慣這件事上，他們不斷給予我靈感和鼓勵。還有陶德（Todd），謝謝你給予我身、心、智慧、科學及感情等各方面支持，容許我將各月挑戰應用在你身上及我們倆的關係上。至於我的孩子艾力克斯和克蘿伊，儘管課業繁忙，他們依然和我一起挑戰，私底下也多方嘗試自我照顧。感謝你們接受我的教導，學習過完整健康生活的重要性，讓小小的健康試驗充實你們的青春期，並認識到我們每天為健康所做的努力有多麼重要。身為你們的母親，是我這輩子最棒的禮物。

希望所有讀者享受健全身心、喜樂和趣味的生活，並保有無窮的好奇心。也希望你們都會喜歡這本作品。

高寶書版集團
gobooks.com.tw

EB 045

我想過得比去年好一點：每個月改變一件小事，讓自己更健康、更快樂的生活提案

The Self-Care Solution : A Year of Becoming Happier, Healthier, and Fitter One Month at a Time

作　　者　珍妮佛·艾希頓（Jennifer Ashton）、莎拉·托蘭德（Sarah Toland）
譯　　者　蔡心語
責任編輯　吳珮旻
校　　對　賴芯葳、鄭淇丰
封面設計　鄭佳容
內頁排版　賴姵均
企　　劃　何嘉雯

發 行 人　朱凱蕾
出　　版　英屬維京群島商高寶國際有限公司台灣分公司
　　　　　Global Group Holdings, Ltd.
地　　址　台北市內湖區洲子街 88 號 3 樓
網　　址　gobooks.com.tw
電　　話　（02）27992788
電　　郵　readers@gobooks.com.tw（讀者服務部）
　　　　　pr@gobooks.com.tw（公關諮詢部）
傳　　真　出版部（02）27990909　行銷部（02）27993088
郵政劃撥　19394552
戶　　名　英屬維京群島商高寶國際有限公司台灣分公司
發　　行　英屬維京群島商高寶國際有限公司台灣分公司
初版日期　2021 年 4 月

THE SELF-CARE SOLUTION by Jennifer Ashton, M.D., M.S. with Sarah Toland
Copyright © 2019 by JLA Enterprises Corporation.
Complex Chinese Translation copyright © 2021
by Global Group Holdings, Ltd.
Published by arrangement with HarperCollins Publishers, USA
through Bardon-Chinese Media Agency
All Rights Reserved.

國家圖書館出版品預行編目（CIP）資料

我想過得比去年好一點：每個月改變一件小事，讓自己
更健康、更快樂的生活提案 / 珍妮佛·艾希頓（Jennifer
Ashton）莎拉·托蘭德（Sarah Toland）著；蔡心語譯 . --
初版 . -- 臺北市：高寶國際出版：高寶國際發行，2021.04
面；公分 . -- (勵志書架；EB 045)

譯自：The Self-Care Solution : A Year of Becoming
Happier, Healthier, and Fitter One Month at a Time

ISBN 978-986-506-099-2（平裝）

1. 健康法　2. 生活指導

411.1　　　　　　　　　　　　　　110004662

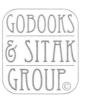